Foerste
Diätfibel Pädiatrie

D1728453

Diätfibel Pädiatrie

Ernährung gesunder Kinder –
Krankheiten und ihre diätetische Behandlung –
Produktinformationen

Dr. Adelheid Foerste
Diplom-Oecotrophologin

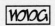

Wissenschaftliche Verlagsgesellschaft mbH Stuttgart 1994

Anschrift der Autorin

Dr. Adelheid Foerste
Postfach 1249
61363 Friedrichsdorf

Die Deutsche Bibliothek – CIP-Einheitsaufnahme

Foerste, Adelheid:
Diätfibel Pädiatrie / Adelheid Foerste. – Stuttgart : Wiss.
Verl.-Ges., 1994
  ISBN 3-8047-1337-8

© 1994 Wissenschaftliche Verlagsgesellschaft mbH,
Birkenwaldstraße 44, 70191 Stuttgart
Printed in Germany
Satz und Druck: Druckerei Schäuble, 70195 Stuttgart (Botnang)
Umschlaggestaltung: Hans Hug, Stuttgart

Vorwort

Gedeihen und Entwicklung des Kindes sind in wesentlich stärkerem Maße als beim Erwachsenen abhängig von einer adäquaten Nährstoff- und Flüssigkeitszufuhr, so daß der Ernährung in der Pädiatrie eine besondere Bedeutung zukommt, zumal zahlreiche heute bekannte angeborene oder erworbene Krankheiten spezielle Ernährungsmaßnahmen erforderlich machen. Die Grundlage jeder Diätetik in der Pädiatrie sind dabei die Ernährungsrichtlinien für gesunde Kinder. Notwendige Abweichungen von diesen Richtwerten bedeuten nicht nur eine gezielte Nahrungszusammensetzung, sondern auch ein differenziertes Vorgehen unter Verwendung von Spezialnahrungen, anderen Spezialprodukten und/oder Substitution einzelner Nährstoffe.

Diätetische Maßnahmen als unterstützende oder therapeutische Behandlung in der Pädiatrie unterliegen – wie andere Bereiche in Medizin und Ernährungswissenschaften – einem stetigen Wandel: Mit zunehmenden Kenntnissen über Krankheitsursachen und über bestimmte Stoffwechselmechanismen ergeben sich neue Ansatzpunkte und Möglichkeiten in der Diätetik. Von anderen, früher praktizierten Maßnahmen mit fraglicher oder fehlender Wirksamkeit kann oder muß heute Abstand genommen werden.

Das Ziel des vorliegenden Buches ist es, diesen aktuellen Kenntnisstand über die praktischen Möglichkeiten einer wirksamen, zweckmäßigen und rationellen Ernährungstherapie in der Pädiatrie zu vermitteln. Dabei werden auch selten vorkommende Erkrankungen berücksichtigt, die häu-

fig nicht allgemein bekannt sind bzw. nur in speziellen Lehrbüchern abgehandelt werden. Ebenso wird von Fall zu Fall
auf strittig diskutierte Methoden eingegangen.

Die kurze stichwortartige und schematisierte Darstellung der
einzelnen Krankheiten und ihrer diätetischen Behandlung in
alphabetischer Form wurde bewußt gewählt, um so den in
der pädiatrischen Klinik und Praxis tätigen Ärzten und deren
Mitarbeitern, aber auch den Studierenden der Medizin und
Ernährungswissenschaften einen raschen Überblick über
einzelne Krankheiten und die jeweilige Ernährungstherapie
zu ermöglichen sowie Entscheidungshilfen in der praktischen Diätetik zu geben.

Bedingt durch Art und Umfang kann dieses Büchlein allerdings keine ausführlichen Anleitungen für die Praxis geben,
sondern nur über die wichtigsten Kriterien einer Diättherapie
informieren. Da nicht wenige Krankheiten jedoch eine individuelle und gezielte Abstimmung auf das Krankheitsbild
und die sonstige Therapie erfordern, muß hier ergänzend
auf einschlägige Fachzeitschriften und Fachbücher verwiesen werden.

Das vorliegende Buch ist aus der seit vielen Jahren bestehen-
den, von der Firma Fresenius AG, Oberursel, herausgegebe-
nen Diätfibel hervorgegangen, die neben dem Pädiatrieteil
einen weiteren Teil Innere Medizin/Chirurgie enthielt. Mit
der nun separat erscheinenden vollständig überarbeiteten
und erweiterten Diätfibel Pädiatrie steht ein handliches
Nachschlagewerk speziell für die Pädiatrie zur Verfügung,
das sich in der täglichen Arbeit in Klinik und Praxis weiter-
hin bewähren möge.

Februar 1994 *A. Foerste*

Inhaltsverzeichnis

Vorwort 5

Teil I Ernährung gesunder Säuglinge, Kleinkinder und Schulkinder 11

1   Spezielle physiologische Aspekte in Abhängigkeit
    vom Alter des Kindes 13
2   Energiebedarf, Flüssigkeits- und Nährstoffbedarf . . 16
2.1 Richtwerte für die Zufuhr 16
2.2 Spezielle Gesichtspunkte 19
3   Die Ernährung des Säuglings und Kleinkindes 25
4   Die Ernährung des älteren Kindes und Jugendlichen 31
5   Allgemeine Ernährungsempfehlungen und Diätetik 34

Teil II Krankheiten und ihre diätetische Behandlung 35

1 Abetalipoproteinämie 37
2 Adiposidas 38
3 Akrodermatitis enteropathica 42
4 Anorexia nervosa 44
5 Atopische Disposition 46
6 Azetonämisches Erbrechen 49
7 Bulimia nervosa 51

8 Colitis ulcerosa 53
9 Diabetes mellitus 55
10 Dreimonatskoliken 59
11 Dyspepsie 61
12 Dystrophie 63
13 Enteritis 67
14 Erythrodermia desquamativa Leiner 70
15 Fructose-1,6-Diphosphatasemangel 72
16 Fructoseintoleranz 74
17 Galactokinasemangel 77
18 Galaktosämie 79
19 Glucose-Galactose-Malabsorption 82
20 Glykogenose Typ I 84
21 Glykogenose Typ III 86
22 Habituelles Erbrechen 88
23 Hartnup-Syndrom 90
24 Homozystinurie 91
25 Hyperkinetisches Syndrom 93
26 Hyperlipoproteinämie 96
27 Hyperprolinämie 100
28 Hypertrophische Pylorusstenose 101
29 Hypoglykämie 103
30 Isovalerianazidämie 105
31 Kongenitale Laktatazidose 107
32 Krebserkrankungen 109
33 Lactasemangelsyndrom 111
34 Lesch-Nyhan-Syndrom 113
35 Megacolon congenitum 114
36 Methylmalonazidurie 116
37 Morbus Crohn 118
38 Morbus Wilson 121
39 Mukoviszidose 123
40 Nahrungsmittelallergien 126

41 Nephrotisches Syndrom 130
42 Neurodermitis 132
43 Nichtketotische Hyperglyzinämie 135
44 Niereninsuffizienz 137
45 Nierensteine 141
46 Nursing-Bottle-Syndrom 143
47 Obstipation 145
48 Oxalazidurie 148
49 Phenylketonurie 150
50 Postgastroenteritis-Syndrom 153
51 Propionazidämie 155
52 Psoriasis 157
53 Refsum-Krankheit 159
54 Saccharose-Isomaltose-Malabsorption 161
55 Tyrosinämie 163
56 Valin-Leucin-Urie 165
57 Zöliakie 167
58 Zystinose 170
59 Zystinurie 172

Teil III Produkthinweise 175

1 Eiweißreduzierte und -modifizierte Produkte 177
1.1 Aminosäurengemische 177
1.2 Speziell für Phenylketonurie geeignete Produkte
    (außer Aminosäurengemische) 177
1.3 Eiweißreduzierte Produkte 178
1.4 Phosphatarme Produkte 179
2 Elektrolytlösungen (orale) 180
3 Glutenfreie Produkte 181

4   Hypoallergene Nahrungen 182
5   Kohlenhydratreduzierte Formeldiäten 183
6   Hochkalorische, fettreiche Formeldiäten 184
7   MCT-Fette 185
8   Sojamilchnahrungen und -breie (kuhmilchfrei) . . . 186

Weiterführende Literatur   187

1   Bücher 187
2   Beiträge in Fachzeitschriften 188
3   Lebensmitteltabellen 190
3.1 Allgemeine Nährwerttabellen 190
3.2 Spezialtabellen 190
4   Bücher und Broschüren für Eltern und Patienten . . 191

Stichwortverzeichnis   193

Teil I

Ernährung gesunder Säuglinge, Kleinkinder und Schulkinder

1 Spezielle physiologische Aspekte in Abhängigkeit vom Alter des Kindes

Der Organismus des Säuglings ist durch einige physiologische Besonderheiten gekennzeichnet, die sich im Laufe des ersten Lebensjahres allmählich verändern und dann immer mehr an Bedeutung verlieren. Diese prinzipiellen Unterschiede zum Körper des Erwachsenen sind im Hinblick auf die Ernährung des Kindes extrem wichtig. Ihre Kenntnis und Berücksichtigung sind absolute Voraussetzung für ein gutes Gedeihen und eine gesunde Entwicklung des Kindes.

Für den kindlichen Organismus gilt grundsätzlich: Je jünger ein Kind ist, desto größer ist zum einen seine Körperoberfläche im Verhältnis zur Körpermasse und zum anderen sein Energie- und Flüssigkeitsbedarf je kg Körpergewicht. *Das heißt, sowohl der Flüssigkeitsbedarf als auch der Energie- und Nährstoffbedarf sind – bezogen auf kg Körpergewicht – beim jungen Säugling am höchsten.*

Die physiologische Unreife verschiedener Organe im *Säuglingsalter* führt zu weiteren speziellen Aspekten. So ist aufgrund der eingeschränkten Konzentrationsleistung der kindlichen Nieren die notwendige Ausscheidung harnpflichtiger Substanzen nur bei hoher Flüssigkeitszufuhr gewährleistet. Der hohe Flüssigkeitsbedarf von Säuglingen und Kleinkindern ist auch die Erklärung für deren erhebliche Gefährdung durch Flüssigkeitsverluste, die im Zusammenhang mit Brechdurchfällen, Fieber, ausgedehnten Verbrennungen oder Hitzeeinwirkung auftreten.

Die physiologische Unreife des kindlichen Organismus betrifft darüber hinaus den gesamten Gastrointestinaltrakt, und dies in mehrfacher Weise: Die Verdauung der Nahrung und ihre Resorbierbarkeit sind vor allem aufgrund des nicht voll entwickelten Enzymsystems eingeschränkt und sehr störanfällig. Das Immunsystem der Darmschleimhaut sowie die Darmflora selbst sind – ebenso wie die gesamte körpereigene Abwehr – unvollständig ausgebildet und sehr leicht durch Einwirkung pathogener Bakterien oder Viren zu schwächen. Die kindliche Stoffwechselsituation hingegen ist vor allem durch einen labileren Kohlenhydratstoffwechsel gekennzeichnet.

Etwa *mit dem zweiten Lebenshalbjahr* läßt sich eine fortschreitende Entwicklung von Verdauungsfunktionen und Immunsystem erkennen, die bewirkt, daß Säugling und Kleinkind im Normalfall neben Muttermilch und Säuglingsmilchnahrung zunehmend andere Nahrungsmittel vertragen können. Die Kinder benötigen diese Nahrungsmittel zur optimalen Deckung ihres steigenden Energie- und Nährstoffbedarfs. Die Reifung der Körperfunktionen, insbesondere der Übergang vom ausgeprägten Saugreflex zu Lutsch- und Kaubewegungen, erlaubt die allmähliche Umstellung von flüssiger Nahrung auf häufigere Mahlzeiten zunächst in pürierter oder stark zerkleinerter Form, später auch in fester Form (Beikost). Beim gesunden Säugling läßt in diesem Alter auch die Neigung zum Spucken und zu Blähungen nach, wenn nicht schwer verträgliche oder blähende Beikost gegeben wird.

Der Organismus des *Kleinkindes* ist jedoch noch längere Zeit nicht in der Lage, die teilweise übliche Erwachsenenkost zu verarbeiten, da Verdauungssystem und Gebiß noch nicht voll funktionsfähig sind. Ein dreijähriges Kind sollte durchaus an

Familienmahlzeiten teilnehmen, jedoch sind schwer verdauliche, sehr fettreiche, scharf gewürzte und gesalzene oder sehr ballaststoffreiche Speisen in diesem Alter noch ungeeignet.

Mahlzeitengröße, Mahlzeitenfrequenz und Gesamtnahrungsmenge pro Tag sind nicht nur vom Alter des Kindes abhängig, sondern auch wesentlich von seinem *Gesundheitszustand* und der *körperlichen Aktivität*. Kräftige, aktive Kinder haben einen höheren Nahrungsbedarf als zarte, ruhige Kinder. Bei hohen Innen- oder Außentemperaturen, bei Fieber oder sonstigen Erkrankungen sinkt der Appetit des Kindes schneller als beim Erwachsenen, der Flüssigkeitsbedarf hingegen steigt. Von Tag zu Tag schwankende Verzehrsmengen sind gerade bei Kleinkindern und Schulkindern nichts Ungewöhnliches und so lange kein Problem, wie sich das Kind normal entwickelt, das heißt, hinsichtlich Körpergewicht und -länge innerhalb des altersgemäßen Normbereiches liegt und in seinem gesamten Verhalten seinem Alter entspricht.

2 Energiebedarf, Flüssigkeits- und Nährstoffbedarf

2.1 Richtwerte für die Zufuhr

Der individuelle Energie- und Nährstoffbedarf ist für jedes einzelne Kind unterschiedlich. Dennoch erlauben über viele Jahre an gesunden Kindern ermittelte Daten Angaben zu Durchschnittswerten und Richtwerten. Empfehlungen für eine optimale Zufuhr gehen vom *minimalen Bedarf* für ein optimales Wachstum aus, der die Entstehung von Krankheiten vermeiden und ein ausreichendes Gedeihen gewährleisten soll, und einem *Sicherheitszuschlag*, der in Abhängigkeit von der Lebenssituation und den Ernährungsgewohnheiten eventuell entstehende Risiken abdecken soll. Für Kinder und Jugendliche gilt als minimale Zufuhr die kleinste Menge an Energie und Nährstoffen, mit der noch Gesundheit und Wachstum oberhalb der Dreierperzentile erreicht werden. Die Kenntnis dieser unteren Grenze des Bedarfs ist in der diätetischen Behandlung insbesondere von Stoffwechsel- und Nierenkrankheiten von großer Bedeutung.

Die Zufuhrempfehlungen für Säuglinge bis etwa zum vierten Lebensmonat gelten für das nicht gestillte Kind. Sie orientieren sich im wesentlichen an der Muttermilch, beinhalten aber Zuschläge, die eine verminderte Verfügbarkeit einzelner Nährstoffe (z. B. Protein, Calcium) für den jungen Organismus ausgleichen sollen.

Für Frühgeborene beziehungsweise unreife Neugeborene sind zahlreiche spezielle Aspekte zu beachten; die Empfehlungen für gesunde junge Säuglinge gelten hier nur teilweise und können nicht pauschal angewendet werden.

Neben den in den Tabellen 1 bis 3 dargestellten Richtwerten für die Energie- und Flüssigkeitszufuhr und den Empfehlungen für die Zufuhr von Protein und essentiellen Fettsäuren liegen für alle Vitamine und Mineralstoffe sowie zahlreiche Spurenelemente entsprechende Zufuhrempfehlungen, Richt- oder Schätzwerte vor. Vollständige tabellarische Übersichten einschließlich ausführlicher Kommentierung sind in den

Tab. 1: Richtwerte für die Energiezufuhr (nach: Deutsche Gesellschaft für Ernährung, 1991).

Alter	Energiezufuhr [kcal (kJ*)/Tag]	[kcal (kJ*)/kg KG**]
Säuglinge		
0–< 4 Monate	550 (2300)	112 (470)
4–<12 Monate	800 (3300)	95 (400)
Kinder		
1–< 4 Jahre	1300 (5400)	102 (430)
4–< 7 Jahre	1800 (7500)	90 (380)
7–<10 Jahre	2000 (8400)	73 (300)
10–<13 Jahre	M 2250 (9400)	M 61 (260)
	W 2150 (9000)	W 54 (230)
13–<15 Jahre	M 2500 (10500)	M 53 (220)
	W 2300 (9600)	W 46 (190)
Jugendliche		
15–<19 Jahre	M 3000 (12500)	
	W 2400 (10000)	
* Gerundete Werte	** Körpergewicht	

Tab. 2: Richtlinien für die Flüssigkeitszufuhr (nach H. Böhles: Ernährungsstörungen im Kindesalter, 1991).

Alter	Tägliche Flüssigkeits-zufuhr [ml/kg KG]
1. Lebenswoche	
1. Tag	50– 70
2. Tag	70– 90
3. Tag	80–100
4. Tag	100–120
5. Tag	100–130
Ab 6. Tag	100–140
1. Lebensjahr	100–140
2. Lebensjahr	80–120
3.–5. Lebensjahr	80–100
6.–10. Lebensjahr	60– 80
10.–14. Lebensjahr	50– 70

Tab. 3: Empfohlene Nährstoffzufuhr für Protein und Fettsäuren (nach: Deutsche Gesellschaft für Ernährung, 1991).

Alter	Protein [g/kg KG]	[g/Tag]		Essentielle FS [% der Gesamt-energiezufuhr]
Säuglinge				
0–< 4 Monate	2,2	11		4,5
4–<12 Monate	1,6	13		3,8
Kinder				
1–< 4 Jahre	1,2	16		3,5
4–< 7 Jahre	1,1	21		3,5
7–<10 Jahre	1,0	27		3,5
10–<13 Jahre	1,0	38	M	3,5
	1,0	39	W	3,5
13–<15 Jahre	1,0	51	M	3,5
	1,0	50	W	3,5
Jugendliche				
15–<19 Jahre	0,9	60	M	3,5
	0,8	47	W	3,5

„Empfehlungen für die Nährstoffzufuhr" der Deutschen Gesellschaft für Ernährung enthalten, ebenso in aktuellen pädiatrischen Lehrbüchern. Auf beides sei in diesem Zusammenhang ausdrücklich verwiesen.

2.2 Spezielle Gesichtspunkte

Bei einer Reihe der angesprochenen Nährstoffe sind in der Ernährung des Säuglings und Kleinkindes spezielle Gesichtspunkte zu berücksichtigen.

Protein

Für das Eiweiß der Kuhmilch wird von einer niedrigeren biologischen Wertigkeit gegenüber der Muttermilch ausgegangen. Dementsprechend sind die Werte für eine optimale Zufuhr mit Ersatznahrungen höher angesetzt als für das gestillte Kind.

Fett

Die durch den großen Energiebedarf des Säuglings erforderliche hohe Nährstoffdichte in der Nahrung wird zu einem erheblichen Teil durch die Fettzufuhr abgedeckt. Frauenmilch enthält je nach Zeitpunkt zirka 3,5 g Fett pro 100 ml, wobei dem Fettsäurespektrum eine wesentliche Rolle zukommt. Die *mehrfach ungesättigten Fettsäuren* haben in der Pädiatrie zunehmend an Bedeutung gewonnen, so daß man heute auch für den Säugling klare Vorgaben macht (Tab. 3). Darüber hinaus gelten inzwischen neben der n-6-Fettsäure *Linolsäure* (und ihren längerkettigen Deriva-

ten) auch die n-3-Fettsäure *Alpha-Linolensäure* (und ihre
längerkettigen Derivate) als essentiell. Das Verhältnis von
n-6- zu n-3-Fettsäuren beträgt in der Muttermilch etwa 5 bis
15 : 1. Entsprechend sollte auch das Verhältnis in der sonstigen Säuglingsernährung sein.

Kohlenhydrate

Entsprechend der Muttermilchzusammensetzung sollte der
Kohlenhydratanteil in der Ernährung des jungen Säuglings
etwa 45% der Energiezufuhr betragen und in der Hauptsache
durch *Lactose*, zu einem geringen Teil durch komplexe
Oligosaccharide abgedeckt werden. Auch im zweiten
Lebenshalbjahr sollte dieser Prozentsatz in etwa erreicht
werden, wobei jedoch der Lactoseanteil auch aufgrund der
allmählichen Beikostfütterung deutlich abnimmt. Für das
ältere Kind ist – bei ausgewogener Mischkost (einschließlich Ballaststoffen) – ein Kohlenhydratanteil von mehr als
50% sinnvoll.

Vitamine

Vitamine werden aufgrund ihrer Löslichkeit in fettlösliche
und wasserlösliche unterschieden. Dabei muß den *fettlöslichen* Vitaminen A und D in der Pädiatrie aus mehreren
Gründen besondere Beachtung geschenkt werden. Für beide
besteht die Gefahr der Toxizität bei überhöhter Aufnahme,
und zwar vor allem bei der medikamentösen Zufuhr.

Eine überhöhte *Vitamin-A-Aufnahme* mit der normalen Ernährung ist im Säuglings- und Kleinkindesalter praktisch
nicht möglich, zumal Betacarotin, die Vorstufe des Vitamin

A, auch in großen Mengen nicht zu einer Intoxikation führt, da Resorption und Umwandlung begrenzt sind.

Vitamin D ist eines der Problemvitamine in der Pädiatrie. Es spielt für verschiedene Stoffwechselvorgänge, insbesondere für den Calcium- und Knochenstoffwechsel, eine wesentliche Rolle, wird aber nach heutigen Kenntnissen selbst mit der Muttermilch nicht in ausreichender Menge zugeführt. Auch industriell hergestellte Säuglingsmilchnahrung ist nur zum Teil adäquat mit Vitamin D angereichert. Da die Eigensynthese unter UV-Lichteinwirkung beim Säugling und Kleinkind bei weitem nicht ausreicht, ist eine regelmäßige exogene Vitamin-D-Zufuhr, zusätzlich zur Nahrung, unbedingt erforderlich. Die zweckmäßige Höhe dieser medikamentösen Rachitisprophylaxe wird nicht einheitlich beurteilt, grundsätzlich muß jedoch wegen der Gefahr der Überdosierung die Aufnahme sorgfältig kontrolliert werden.

Ein weiteres Problemvitamin in der Pädiatrie ist *Vitamin K*. Bei Neugeborenen und jungen Säuglingen ist relativ häufig ein Mangel an Vitamin K festzustellen, der eine erhebliche Gefährdung der Kinder bedeutet (erhöhte Blutungsgefahr, speziell Gehirnblutungen). Mögliche Zusammenhänge bestehen mit der Einnahme bestimmter Medikamente während der Schwangerschaft, zudem sind gestillte Kinder besonders gefährdet. Die seit Jahren praktizierte parenterale Supplementierung Neugeborener mit Vitamin K sollte allerdings nach den jüngsten Empfehlungen der Ernährungskommission der Deutschen Gesellschaft für Kinderheilkunde vorläufig weitestgehend *oral* erfolgen.

Im Gegensatz zu den anderen fettlöslichen Vitaminen macht die Versorgung mit *Vitamin E* in der Säuglings- und Kleinkinderernährung keine Schwierigkeiten. Der Vitamin-

E-Bedarf steht in engem Zusammenhang mit der Aufnahme mehrfach ungesättigter Fettsäuren. Sowohl die Muttermilch als auch industriell hergestellte Säuglingsnahrung liefern jedoch normalerweise adäquate Vitaminmengen. Beim älteren Kind gewährleistet die Verwendung hochwertiger (Vitamin-E-haltiger) Öle eine ausreichende Zufuhr.

Die Gruppe der *wasserlöslichen Vitamine* umfaßt neben *Vitamin C* die *B-Vitamine* sowie *Niacin, Folsäure, Pantothensäure* und *Biotin*. Die Versorgung mit diesen Vitaminen ist im wesentlichen problemlos. Eine Ausnahme ist Vitamin B_{12}: Bei gestillten Kindern von Müttern, die sich streng vegetarisch ernähren, kann es zu erheblichen Vitamin-B_{12}-Mangelerscheinungen mit Gedeihstörungen kommen, so daß teilweise eine medikamentöse Supplementierung erforderlich wird.

Mineralstoffe und Spurenelemente

Auch für einige Mineralstoffe und Spurenelemente gelten in der Pädiatrie spezielle Aspekte. So sind bei *Calcium* sowohl die Stoffwechselbeziehungen zu Vitamin D zu beachten als auch das mengenmäßige Verhältnis von Calcium zu *Phosphor*, letzteres wegen der renalen Phosphatbelastung des unreifen kindlichen Organismus. Der Calcium-Phosphor-Quotient in der Frauenmilch ist mit 2 : 1 optimal, in der Kuhmilch beträgt er hingegen 1,3. Industriell gefertigte Nahrungen weisen heute durchweg ein der Muttermilch entsprechendes Calcium-Phosphor-Verhältnis auf.

Bei den für die Elektrolyte *Natrium, Kalium* und *Chlorid* angegebenen Zahlen handelt es sich um Schätzwerte (täglicher Mindestbedarf). Ihre Bedeutung liegt zu einem wesentlichen Teil darin, eine konkrete Basis für den Ausgleich der hohen und raschen Elektrolytverluste bei Erbrechen, Durchfall, Schwitzen und Fieber zu haben. Beim gesunden Kind ist eine adäquate Zufuhr im allgemeinen durch die normale Ernährung gewährleistet.

Die Frage der *Eisenaufnahme* spielt für den jungen Säugling zunächst eine untergeordnete Rolle, da ein gesundes Kind Eisenreserven hat, die etwa bis zum vierten Lebensmonat reichen. Erst dann entsteht ein nennenswerter und steigender exogener Bedarf, der über entsprechende Milchnahrung und Beikost gedeckt werden muß. Dabei fördert die Gegenwart von Vitamin C die Eisenresorption.

Die Versorgung mit dem Spurenelement *Iod* ist in Deutschland unzureichend. Eine mangelhafte Iodaufnahme hat für Säuglinge und Kleinkinder gravierende Folgen, so daß auf eine ausreichende Zufuhr größter Wert gelegt werden muß. Die Iodaufnahme mit der Muttermilch hängt wesentlich vom Iodversorgungszustand der Mutter ab (iodiertes Speisesalz verwenden!). Industriell hergestellte Säuglingsmilchen sind heute normalerweise adäquat angereichert.

Fluor zählt zu den Stoffen, deren Essentialität noch nicht eindeutig geklärt ist. Fluor ist wesentlich am Knochenaufbau und an der Zahnschmelzbildung beteiligt. Die Rolle des Fluorids in der Kariesprophylaxe wird nach wie vor nicht einheitlich bewertet. Im allgemeinen wird jedoch eine zusätzliche prophylaktische Gabe empfohlen, da die normale Nahrung des Kindes üblicherweise wenig Fluorid enthält.

Für eine Reihe von *Spurenelementen* liegen bislang nur Schätzwerte einer zweckmäßigen Zufuhr vor, so z. B. für Kupfer, Mangan, Selen, Chrom und Molybdän. Dabei muß vor einer hohen (überhöhten) Zufuhr bestimmter Spurenelemente gewarnt werden, da die Sicherheitsmarge zwischen zweckmäßiger und möglicherweise toxischer Zufuhr insbesondere beim Säugling und Kleinkind recht gering sein kann (z. B. Selen, Mangan). Empfehlungen für die Zusammensetzung von Säuglingsmilchen tragen diesem Problem Rechnung.

3 Die Ernährung des Säuglings und Kleinkindes

Nach wie vor ist das Stillen eindeutig die ideale und bevorzugte Ernährungsform für den gesunden, reifgeborenen Säugling in den ersten Lebensmonaten – und dies trotz unterschiedlicher Bewertung vorhandener Schadstoffbelastungen und Rückstände in der Muttermilch. Die *Zusammensetzung der Muttermilch* ist besonders gut auf die Bedürfnisse des Säuglings zugeschnitten. Sie unterscheidet sich nach wie vor von den industriell hergestellten Säuglingsmilchen, auch wenn diese in zunehmendem Maße an die Muttermilch angepaßt werden können und somit im Bedarfsfall ein guter Ersatz sind. Bis heute ist es jedoch praktisch nicht möglich, die über die nutritiven Funktionen der Frauenmilch hinausgehenden sehr komplexen Komponenten und Eigenschaften der Infektabwehr auf die Fertignahrungen zu übertragen.

Die ersten Stillversuche sollten möglichst kurz nach der Geburt beginnen, da der Saugreflex beim Neugeborenen etwa 30 Minuten nach der Geburt einen ersten Intensitätshöhepunkt erreicht und dadurch die Milchsekretion besser in Gang kommt. Die heute vielfach praktizierte Methode, auch gesunden Neugeborenen in den ersten Lebenstagen grundsätzlich eine sogenannte Erstnahrung oder ein Energiesupplement beizufüttern, sollte aus verschiedenen Gründen nur nach strenger Indikation erfolgen. Zum einen wird durch dieses Beifüttern der Stillerfolg gefährdet, zum anderen können die enthaltenen Proteinanteile (gegebenenfalls auch in Hydrolysatform) allergiegefährdete Kinder sensibilisieren. Bei gesunden, reifen Neugeborenen sollte vor Ablauf der ersten 72 Stunden neben der Muttermilch grundsätzlich keine Nahrung zugefüttert werden. Gegeben werden kann eine Lösung mit Glucose oder einem Glucosepolymer.

Auch der Beginn mit der sogenannten *Zwiemilchernährung* sollte sorgfältig überlegt werden. Die Indikation stellt sich letztlich aus der Laktationsmenge und dem Gedeihzustand des Kindes. Etwa ein Drittel des Tagesbedarfs sollte noch durch die Muttermilch gedeckt werden. Geeignet für die Zwiemilchernährung des jüngeren Säuglings ist Säuglingsanfangsnahrung.

Die Ernährung mit industriell hergestellten *Säuglingsnahrungen* ist heute als problemlos zu betrachten, wenn Eltern und sonstige Pflegepersonen sich an die vorgegebenen Dosierungsempfehlungen halten und bei eventueller Atopieneigung rechtzeitig, das heißt von Anfang an, zu entsprechenden Nahrungen greifen. *Mineralwasser* sollte zur Zubereitung von Säuglingsmilch nur dann verwendet werden, wenn es den Zusatz „geeignet für die Zubereitung von Säuglingsnahrung" trägt. Die Ernährungskommission der Deutschen Gesellschaft für Kinderheilkunde hat Empfehlungen herausgegeben, wann ein Mineralwasser mit diesem Hinweis versehen werden kann.

Im Zuge der Vereinheitlichung der EG-Bestimmungen ist es zu *Veränderungen* in der bekannten Unterteilung in „adaptierte" und „teiladaptierte" Säuglingsmilchnahrungen gekommen. Diese beiden Produktgruppen sind nun unter dem Oberbegriff *Säuglingsanfangsnahrung* auf dem Markt und zur leichteren Unterscheidung mit dem Zusatz *PRE* (adaptiert) oder der Ziffer *1* (teiladaptiert) versehen. Der Begriff *adaptiert* wird auch in Zukunft verwendet, bezieht sich dann aber ausschließlich auf das Protein einer Säuglingsnahrung.

Als *Folgenahrung* – meist mit der Ziffer *2* markiert – werden Produkte angeboten, die für Kinder ab dem fünften Lebensmonat geeignet sind. Bis zum 1. Juni 1994 werden in Deutschland Produkte nach dem alten und dem neuen Schema auf dem Markt sein.

Die *Selbstherstellung* von Säuglingsmilchnahrung hat in Deutschland weitgehend an Bedeutung verloren, spielt aber in jüngster Zeit wieder eine gewisse Rolle, insbesondere wenn Eltern für ihr Kind alternative Ernährungsformen praktizieren wollen. Grundsätze für die Selbstherstellung sind:

- Die Keimarmut muß gewährleistet sein.
- Die Gesamtflüssigkeitsmenge muß dem Alter entsprechend sein.
- Kuhmilch ist normalerweise ein unabdingbarer Bestandteil der Säuglingsernährung, sie muß jedoch verdünnt werden. Einen adäquaten Milchersatz gibt es bei der Selbstherstellung nicht.
- Kohlenhydrate und Fett müssen in Form von Zucker, Stärke und Öl zugesetzt werden.
- Ab der sechsten Lebenswoche müssen Vitamin-A- und Vitamin-C-haltige Produkte in Form von Säften zugeben werden.
- Rohe oder nur leicht erhitzte Nahrungsmittel sind für den jungen Säugling absolut nicht geeignet.

Entsprechende Rezepturen sind zum Beispiel von der Deutschen Gesellschaft für Ernährung in Frankfurt oder dem Forschungsinstitut für Kinderernährung in Dortmund erhältlich.

Frühestens ab dem fünften und spätestens ab dem siebten Lebensmonat braucht der Säugling neben Muttermilch oder Säuglingsmilchnahrung weitere Nahrung (Tab. 4 auf S. 31),

um den steigenden Energie- und Nährstoffbedarf - insbesondere den Bedarf an Eisen und Vitaminen – zu decken und der
Gesamtentwicklung des Kindes gerecht zu werden. Jedoch
sollte mit dieser *Beikost* nicht vor dem fünften Lebensmonat
begonnen werden, da es vor diesem Zeitpunkt noch verstärkt
zu Unverträglichkeitserscheinungen und allergischer Sensibilisierung mit entsprechenden Reaktionen kommen kann.

Als erster Schritt wird eine Milchmahlzeit pro Tag durch eine
Breimahlzeit aus Gemüse, Kartoffeln und Fleisch ersetzt. Im
sechsten Lebensmonat wird eine zweite Breimahlzeit in
Form eines Vollmilch-Getreide-Breies ergänzt, im siebten
bis neunten Monat zusätzlich ein Obst-Getreide-Brei. Im
zehnten bis zwölften Monat erhält das Kind normalerweise
nur noch eine Milchmahlzeit pro Tag oder ein Milchgetränk
und Brot. Die anderen Mahlzeiten bestehen aus Gemüse,
Kartoffeln, Fleisch, Vollmilch- oder Obst-Getreide-Breien,
Obstsäften und Brot. Die Umstellung von flüssiger auf breiige und festere Kost sollte schrittweise erfolgen und sich am
Verhalten des Kindes orientieren.

Für alternative oder unkonventionelle Ernährungsformen
wie Vollwertkost, Vegetarismus unterschiedlicher Ausprägung oder die Makrobiotik müssen in der Ernährung des
Säuglings und Kleinkindes erhebliche Einschränkungen gemacht werden: Frischkornbreie, gequollene Getreidekörner
oder Keimlinge sowie Rohkost (Gemüse, Salate, Ausnahme:
Möhren) sollten einerseits wegen der schweren Verdaulich-
keit, andererseits wegen der Gefahr einer hohen Keimbesiedlung frühestens im zweiten Lebensjahr gegeben werden.
Eine streng vegetarische Kost ist wegen der unzureichenden
Protein-, Eisen- und Vitamin-B$_{12}$-Zufuhr für Kinder ungeeignet. Die lakto-ovo-vegetabile Ernährung (mit Milch,
Milchprodukten und Eiern, aber ohne Fleisch) ist vertret-

bar. Abgelehnt werden muß für Säuglinge und Kleinkinder die makrobiotische Ernährung. Das gleiche gilt auch für andere spezielle Ernährungsformen, da sie in den meisten Fällen zu Mangelerscheinungen führen.

Der hohe Flüssigkeitsbedarf wird beim jungen Säugling in der Hauptsache über die Milchnahrung gedeckt, jedoch kann bereits hier aufgrund erhöhten Bedarfs eine *zusätzliche Flüssigkeitszufuhr* notwendig sein. Sie erfolgt in Form von (ungesüßtem) Tee und/oder abgekochtem Wasser in Mengen, die das Kind verlangt. Gezuckerter oder Maltodextrin-haltiger Tee sollte mit Eintritt der Zahnung möglichst nicht mehr verabreicht werden. Säuglingstees auf Eiweißbasis sind wegen der Gefahr einer frühen Allergisierung erst dann gestattet, wenn üblicherweise Fremdeiweiß in die Ernährung eingeführt wird (ab dem vierten bis sechsten Monat). Dem älteren Säugling und Kleinkind können zusätzlich verdünnte Obst- oder Gemüsesäfte gegeben werden, eventuell auch stark verdünnte Vollmilch. Reine (unverdünnte) Vollmilch sollten Kinder nicht vor Beginn des zweiten Lebensjahres erhalten und auch dann nicht ausschließlich zum Durstlöschen.

4 Die Ernährung des älteren Kindes und Jugendlichen

Je älter das Kind wird, um so leichter ist es prinzipiell, die empfohlene Nährstoffzufuhr über eine abwechslungsreiche Mischkost aus pflanzlichen und tierischen Lebensmitteln zu erreichen. Dabei sollte der pflanzliche Anteil überwiegen, unter anderem, um eine ausreichende Ballaststoffzufuhr zu gewährleisten; ab dem dritten Lebensjahr sollte auch der Rohkostanteil auf alle Obstsorten und entsprechende Gemüsesorten und Salate ausgedehnt werden. Zur Vielseitigkeit der Ernährung gehört, daß neben kalten Mahlzeiten (Brote, Milch und Milchspeisen, Rohkost) auch warme Mahlzeiten verzehrt werden, die für die Versorgung mit Protein, gut resorbierbarem Eisen und anderen Spurenelementen von Bedeutung sind. Die Verwendung von iodiertem Speisesalz empfiehlt sich generell.

Im Rahmen der in Tabelle 4 genannten Lebensmittelverzehrsmengen sollten die Vorlieben und Abneigungen der Kinder und Jugendlichen nach Möglichkeit berücksichtigt werden. Die einseitige Bevorzugung bestimmter Lebensmittel kann jedoch auf Dauer zu einer Mangelversorgung führen und somit ein Gesundheitsrisiko darstellen. Sie darf deshalb nur vorübergehend geduldet werden. Spezielle Vorlieben werden jedoch teilweise auch ohne besondere Maßnahmen nach einiger Zeit von selbst wieder abgelegt.

Die bei vielen Kindern und Jugendlichen beliebten Fast-Food-Produkte können durchaus toleriert werden, wenn sie nicht die alleinige Ernährung sind und wenn durch die Auswahl der übrigen Nahrungsmittel bewußt ein Ausgleich ge-

Tab. 4: Anhaltswerte für altersgemäße Lebensmittelverzehrsmengen (Forschungsinstitut für Kinderernährung
Dortmund, in K. H. Niessen, 1993).

Alter [Jahre]		1	2-3	4-6	7-9	10-12	13-14
Milch, Milchprodukte*	[ml/Tag]	300	330	350	400	420	450
Fleisch, Fleischwaren, Wurst	[g/Tag]	40	50	60	70	80	90
Fisch (einmal pro Woche)	[g]	50	70	100	150	180	200
Eier	[Stück/Woche]	1-2	1-2	2	2	2-3	3
Margarine, Öl, Butter	[g/Tag]	10	15	20	25	30	30
Brot, Getreideflocken	[g/Tag]	80	120	170	200	250	280
Kartoffeln	[g/Tag]	80	100	120	140	180	200
Gemüse	[g/Tag]	100	120	180	200	230	250
Obst	[g/Tag]	100	120	180	200	230	250
Flüssigkeiten	[ml/Tag]	450	600	700	1000	1200	1400
* 100 ml Milch entsprechen zirka 15 g Schnittkäse							

schaffen wird (Fettgehalt!). Etwas anders ist der Verzehr von
Süßigkeiten, zuckerhaltigen Getränken und (fettreichen)
Chips zu bewerten. Das Bedürfnis nach Süßem und nach
Knabbereien sollte frühzeitig kanalisiert werden, das heißt
derartige Produkte sollten generell nur in kleinen Mengen
und zu einzelnen Gelegenheiten gegessen werden. Sie können durch „gesündere" Naschereien wie Obst, rohe Gemüse
wie Möhren, Gurken, Radieschen oder kleine Portionen

Nüsse und Samen ersetzt werden. Hier ist die Vorbildfunktion der Eltern von großer Bedeutung. Mit Süßstoffen hergestellte Süßigkeiten stellen im allgemeinen keine geeignete Alternative dar, weil das Ernährungsverhalten dadurch nicht geändert wird. Auch die sehr beliebten zuckerhaltigen Getränke (Limonaden, Colagetränke, Milchmixgetränke) sollten weitestgehend vermieden werden. Die frühzeitige Gewöhnung an ungesüßten Tee, Wasser und verdünnte Fruchtsäfte vom Säuglingsalter an macht es dem älteren Kind leichter, mit diesen zuckerhaltigen Getränken kontrolliert umzugehen.

Alternative Ernährungsformen sind auch für das heranwachsende Kind und für den Jugendlichen nicht unproblematisch. Hier muß jedoch zwischen den einzelnen Formen und Abstufungen unterschieden werden. Vertretbar sind alle Formen der Vollwertkost und die vegetarische Kost (Ausnahme: strenge Form ohne Milch, Milchprodukte und Eier), wenn sie mit Sachverstand und Kenntnis über die Zusammensetzung der Lebensmittel umgesetzt werden. Andere unkonventionelle Ernährungs- oder sogenannte Diätformen sind für Kinder und Jugendliche nicht geeignet.

Die wissenschaftlichen Erkenntnisse der letzten Jahre haben gezeigt, daß Ernährungsempfehlungen die *Prävention* von sogenannten *Zivilisationskrankheiten* berücksichtigen müssen, die auf Über- oder Fehlernährung zurückzuführen sind. Diese Prävention muß bereits im Kindes- und Jugendalter beginnen. Eine derartige *Präventionsernährung* kann nach heutigen Kenntnissen nur eine optimal angepaßte Mischkost sein, die über eine bestimmte Relation der Hauptnährstoffe Protein, Kohlenhydrate und Fett sowie über weitere spezielle Kriterien wie Ballaststoffgehalt, Monosaccharidgehalt, Anteil der einfach und mehrfach ungesättigten Fettsäuren und

Gehalt an antioxidativ wirkenden Substanzen zu definieren ist.

Diese nährstoffbezogenen Empfehlungen müssen in der Praxis in lebensmittelbezogene und an die Lebensumstände angepaßte Ratschläge umgesetzt werden, die auch theoretisches und praktisches Ernährungswissen vermitteln. Entsprechende ausführliche Informationen, Vorschläge und Pläne sind vom Forschungsinstitut für Kinderernährung in Dortmund erarbeitet und veröffentlicht worden.

5 Allgemeine Ernährungsempfehlungen und Diätetik

Grundlage jeder Diätetik in der Pädiatrie sind immer die für gesunde Kinder geltenden allgemeinen Ernährungsricht-linien, die je nach Situation modifiziert werden müssen. Abweichungen von einer derartigen „normalen" Ernährung, die durch eine Krankheit oder eine spezielle Stoffwechsel-situation erforderlich werden, müssen sich in Nährstoff-gehalt und Nahrungszusammenstellung weitestmöglich an den allgemeinen Empfehlungen orientieren. Trotzdem läßt es sich häufig nicht vermeiden, daß diese medizinisch in-dizierten speziellen Ernährungsmaßnahmen zu einer unaus-gewogenen Ernährung mit entsprechenden Gedeihstörungen oder Spätschäden führen. Das bedeutet zum einen die Notwendigkeit, bestimmte ernährungsabhängige Parameter häufig und umfassend zu kontrollieren, und zum anderen die gezielte orale oder auch parenterale Substitution der jeweiligen Nährstoffe.

Teil II

Krankheiten und ihre diätetische Behandlung

1 Abetalipoproteinämie (Bassen-Kornzweig-Syndrom)

Definition

Hypolipoproteinämie mit Unfähigkeit, Apolipoprotein B zu synthetisieren

Ursachen und Entstehung

Angeborener Defekt, der eine verminderte/fehlende Chylomikronenbildung in der Darmschleimhaut zur Folge hat

Krankheitsbild

Fettmalabsorptionssyndrom mit Steatorrhö und teilweise auch Durchfällen – niedrige Cholesterin- (= Cholesterol-) und Triglyceridwerte im Plasma – Gedeihstörungen – Akanthozytose der Erythrozyten – Retinitis pigmentosa – neurologische Störungen

Diätetische Behandlung

Prinzip

Berücksichtigung der Fettmalabsorption

Maßnahmen

Fettarme Ernährung unter Verwendung mittelkettiger Triglyceride (MCT-Fette). Medikamentöse Substitution der fettlöslichen Vitamine

2 Adipositas (Fettsucht, Fettleibigkeit)

Definition

Erhöhung des Körpergewichts um mehr als 20% durch vermehrte Fettspeicherung, bezogen auf den der Körperlänge entsprechenden Mittelwert (Übergewicht: 10 bis 20% Erhöhung, bezogen auf den Mittelwert)

Ursachen und Entstehung

Allgemein: positive Energiebilanz (Energiezufuhr höher als der Energieverbrauch).

Beeinflussende Faktoren: Störungen in der Regulation der Nahrungsaufnahme durch Gewohnheit, unterschiedliche psychische Faktoren, selten auch durch Läsionen im Hypothalamus – genetische Disposition einschließlich der Zahl der Fettzellen – verminderte körperliche Aktivität – verminderte Thermogenese – Hyperinsulinämie bei relativer Insulinresistenz – Endokrinopathien.

Unterscheidung nach primären (zirka 97%) und sekundären Formen (z. B. Cushing-Syndrom).

Krankheitsbild

Keine spezifischen Krankheitssymptome der Adipositas selbst, teilweise jedoch geringe körperliche Belastbarkeit und psychosoziale Probleme, insbesondere bei Heranwachsenden – hohes Risiko einer Adipositas auch im Erwachsenenalter – Krankheitswert liegt primär in den späteren Komplikationen: gehäufte Korrelation mit Diabe-

tes mellitus, Herz- und Kreislauferkrankungen, Hyperlipid-
ämien, degenerativen Veränderungen am Skelettsystem
sowie mit erhöhtem Operationsrisiko.

Diätetische Behandlung

Prinzip

Änderung der Ernährungsgewohnheiten und Erler-
nen einer gesunden Ernährungsweise, bei Bedarf
vorübergehend negative Energiebilanz

Maßnahmen

- Reduktionsdiäten nur bei älteren Kindern und
  Jugendlichen (60% des Kalorienbedarfs sollten
  gedeckt sein). Einschränkung auf 1000 kcal/Tag
  bewirkt bei den meisten Kindern eine Gewichts-
  abnahme
- Vor dem 18. Lebensmonat keine Reduktionsdiät!
- Strenge Reduktionsdiäten und Nulldiäten (Fa-
  stenkuren) sind für das Kindesalter nicht geeig-
  net.
- Bei mäßiger Adipositas Gewicht für eine gewisse
  Zeit konstant halten (dadurch bei gleichzeitiger
  Längenzunahme relative Gewichtsreduzierung)
- Umstellen der Ernährungsgewohnheiten bei Kin-
  dern und Jugendlichen:
  - Regelmäßige und häufige (kleinere) Mahlzei-
    ten mit Betonung einer ballaststoffreichen Er-
    nährung

Adipositas

2

- Vermehrter Verzehr von Obst, Gemüse, Kartoffeln, Vollkornteigwaren, Vollkornbrot und anderen Getreideprodukten aus Vollkorn
- Verzehr von Zucker, Süßigkeiten, Eis, Kuchen, Gebäck und zuckerhaltigen Getränken stark einschränken. Süßigkeiten können durch Obst, rohe Gemüse wie Möhren, Tomaten, Gurken, Radieschen ersetzt werden
- Keine Süßigkeiten vor den Hauptmahlzeiten
- Auf den Fettgehalt der Nahrung achten (Wurstwaren, Käse, Pommes frites, Fast Food, Chips, Knabbergebäck, Eis)
- Essen nicht als Belohnung oder Ersatz für Zuwendung betrachten
- Kindern und Jugendlichen altersabhängig ausführliches Wissen über eine gesunde Ernährung vermitteln und sie in Planung und Vorschläge einbeziehen (Vorlieben nach Möglichkeit berücksichtigen!), eventuell Analyse der bisherigen Eßgewohnheiten mit Hilfe genauer Aufzeichnungen
- Ernährung des Säuglings und Kleinkindes:
  - Alleiniges Stillen schützt normalerweise vor Übergewicht
  - Bei Verwendung industriell hergestellter Säuglingsnahrung die Zubereitungsanleitungen genau beachten, keine höhere Dosierung, keine zusätzlichen Kohlenhydrate!
  - Beikost und die entsprechenden Säuglingsmenüs in den altersgemäßen Mengen füttern

– Wird keine industriell hergestellte Nahrung verwendet, sollte die Selbstherstellung bezüglich Zusammensetzung und Mengen ausschließlich entsprechend den Hinweisen der Fachgremien (siehe Teil I) erfolgen
– Bei gesunden Säuglingen und Kleinkindern ist deren Hunger- und Sättigungsgefühl ein gutes Maß für die richtige Nahrungsmenge. Nicht weiterfüttern, wenn das Kind nicht mehr trinken oder essen möchte!
– Zum alleinigen Durstlöschen oder zur „Beruhigung" zwischendurch nur (ungesüßten) Tee, verdünnte Obst- und Gemüsesäfte, abgekochtes Wasser und/oder geeignetes Mineralwasser verwenden, keine Säuglingsmilchnahrung, keine Milch

Adipositas

2

3 Akrodermatitis enteropathica (Danbolt-Closs-Syndrom)

Definition

Entzündliche Hauterkrankung mit intestinalen Symptomen und Gewichtsverlust aufgrund chronischen Zinkmangels

Ursachen und Entstehung

- Primäre erbliche Zinkmalabsorption
- Sekundäre Zinkmalabsorption oder Zinkverarmung (Morbus Crohn, Morbus Wilson, lang dauernde parenterale Ernährung)

Krankheitsbild

Erythematöse Hautveränderungen mit nachfolgender Blasenbildung bevorzugt um Körperöffnungen mit Übergang zur Schleimhaut und im Nagelbereich – Haarausfall – chronische sprueähnliche Durchfälle mit Gedeih- und Entwicklungsstörungen – teilweise auch psychische Veränderungen – unbehandelt: frühzeitiger Tod durch Immunschwäche – unter rechtzeitiger und ständiger Zinksubstitution Verschwinden der Symptome und normale Entwicklung

Diätetische Behandlung

Prinzip/Maßnahmen

Nur symptomatisch. Der Zinkmangel muß medikamentös ausgeglichen werden

☞ Unter reiner Muttermilchernährung treten praktisch keine Symptome auf. Beim jungen Säugling wird eine Zinksubstitution normalerweise erst nach dem Abstillen erforderlich (Ausnahme: Frühgeborene)

Akrodermatitis enteropathica

3

4 Anorexia nervosa (Pubertätsmagersucht)

Definition

Vorsätzliche Einschränkung der Nahrungsaufnahme bis zur Verweigerung mit erheblichem Gewichtsverlust

Ursachen und Entstehung

Psychische Fehlhaltungen – primär Mädchen und Frauen zwischen Pubertätseintritt und Erwachsenenalter betroffen

Krankheitsbild

Bewußtes Einschränken der Nahrungsaufnahme bis zum Fasten – Gewichtsverlust von mindestens 25% des früheren Gewichts ohne somatische oder psychiatrische Ursache – gestörtes subjektives Körpergefühl (sich dick fühlen trotz Untergewicht) – somatische Symptome: Amenorrhö bei Mädchen, Hypotonie, Bradykardie, Hypothermie, Ödembildung, Obstipation – psychische Symptome: vermindertes subjektives Krankheitsgefühl, extreme Leistungsorientierung, häufig ausgeprägte Beziehungs- und Identitätsprobleme

Diätetische Behandlung

Prinzip/Maßnahmen

Im Vordergrund der Gesamttherapie steht die psychologische Betreuung (Kombination verschiedener Therapieformen und Behandlungsphasen).

Diätetische Behandlung nur bei erheblichem, länger bestehendem Untergewicht (unter 80% des Sollgewichts). Dann vorübergehend Sonden- oder parenterale Ernährung.

Orale Substitution von Vitaminen, Mineralstoffen und Spurenelementen für eine gewisse Zeit zweckmäßig

Anorexia nervosa

4

5 Atopische Disposition

Definition

Genetisch bedingte Bereitschaft zu gesteigerter IgE-Produktion

Ursachen und Entstehung

Rezessive Vererbung – Risiko einer atopischen Reaktion oder Erkrankung 60 bis 80%, wenn beide Eltern Atopiker sind – Risiko 25 bis 40%, wenn ein Elternteil oder eines der Geschwister betroffen ist

Krankheitsbild

Kein einheitliches Krankheitsbild – Atopiker neigen vermehrt zu allergischen Reaktionen auf einzelne oder mehrere Allergene – Nabelschnur-IgE als wichtiger prognostischer Indikator (jedoch zur Zeit noch Unsicherheiten in Methodik und Bewertung) – häufige atopische Krankheitsbilder: atopische Dermatitis (Neurodermitis), allergische Konjunktivitis und Rhinitis, Asthma bronchiale – seltener Urtikaria, gastrointestinale Beschwerden, anaphylaktischer Schock

Diätetische Behandlung

Prinzip

Prophylaxe im Säuglingsalter einschließlich einer allergenarmen Kost der Mutter während der Stillzeit

Maßnahmen

- Nach Möglichkeit sechs Monate lang voll stillen
- Direkt nach der Geburt ausschließlich Tee plus Glucose ergänzend zu den Stillversuchen
- Bei nicht ausreichender Stilleistung in der Folgezeit nur Hydrolysatmilch (oder Fremdmuttermilch) zufüttern, keine Kuh- oder Sojamilch*
- Bei alleiniger Fütterung von künstlicher Säuglingsmilch ebenfalls nur Hydrolysatmilch, keine Kuh- oder Sojamilch*
- Vorsichtige (stufenweise) und späte Einführung der Beikost (Obst- und Gemüsezubereitungen, Milch- und Getreidebreie, Obstsäfte), bekannte Allergene der Eltern längere Zeit meiden
- Da durch die Mutter aufgenommene Nahrungsallergene über deren Stoffwechsel in die Milch übergehen können, ist eine allergenarme Ernährung der Stillenden empfehlenswert:
  - Alle Allergene, auf die eine eigene Sensibilisierung besteht, müssen gemieden werden.
  - Nahrungsmittel, die häufig Allergien hervorrufen, sollten eingeschränkt oder gemieden werden (Kuhmilch, Eier, Fisch, Weizen, Zitrusfrüchte, Erdnüsse, u. a.).
  - Die Einschränkung in der Nahrungsmittelauswahl der Mutter macht vielfach eine gezielte Supplementierung einzelner Nährstoffe erforderlich (Calcium, Vitamine, u. a.).

Atopische Disposition

5

---

*Der günstige Effekt der Hydrolysatmilch in der Atopieprävention wird nach wie vor nicht einheitlich bewertet. Allgemein wird jedoch von einer zeitlichen Verzögerung des ersten Auftretens und von einem leichteren Verlauf der Allergien ausgegangen.

- Im Kindes- und Jugendlichenalter kaum weitere Prävention möglich. Jedoch bei Unverträglichkeiten oder Erkrankungen immer auch an allergische Reaktionen denken

6 Azetonämisches Erbrechen

Definition

Häufiges, anhaltendes Erbrechen bei gleichzeitiger azidotischer Stoffwechsellage

Ursachen und Entstehung

Ursachen des Erbrechens und der ketotischen Stoffwechselentgleisung (verstärkte Neigung zur Ketonkörperbildung) nicht eindeutig geklärt – auslösende Faktoren: akute Infekte, aber auch Ernährungsfehler oder psychische Belastungen – Disposition insbesondere bei zarten, neurolabilen Kindern (Altersgruppe zwei bis zehn Jahre und weibliches Geschlecht bevorzugt)

Krankheitsbild

Häufiges, teilweise „unstillbares" Erbrechen, das bereits durch geringe Flüssigkeitszufuhr erneut ausgelöst werden kann – Unwohlsein mit Übelkeit, Kopf- und Bauchschmerzen – Ketonurie – Acetongeruch aus dem Mund – Gefahr der Exsikkose – Differentialdiagnose: ketotische Hypoglykämie

---

Diätetische Behandlung

Prinzip

    Ausgleich der Flüssigkeits- und Elektrolytverluste, Glucosezufuhr

Maßnahmen

- Zu Beginn parenterale Verabreichung von Glucose-Elektrolyt-Lösungen
- Allmähliche Übergang auf orale Zufuhr, zunächst in kleinsten Portionen. Wenn Flüssigkeit behalten wird, Menge steigern
- Nach Abklingen der Brechneigung stufenweiser Übergang auf feste Nahrung, Beginn zum Beispiel mit Bananen, Zwieback, Salzbrezeln, viel Flüssigkeit, auch (abgestandene) Cola
- Dann Aufbau der Normalkost, Milch- und Fettzugaben zuletzt
- Brechneigung gegebenenfalls medikamentös behandeln

7 Bulimia nervosa (Bulimie, Eß-Brechsucht)

Definition

Eßstörung mit wiederholten zwanghaften Eßanfällen (Verschlingen großer Nahrungsmengen in kurzer Zeit)

Ursachen und Entstehung

Psychische Fehlhaltungen – bevorzugt betroffen ist das frühe Erwachsenenalter

Krankheitsbild

Episodisch auftretende „Freßattacken" mit anschließendem selbst induziertem Erbrechen zur Gewichtsregulierung – Scham- und Schuldgefühle wegen des gestörten Eßverhaltens, Krankheitsbewußtsein im allgemeinen vorhanden – ausgeprägte Stimmungslabilität mit erhöhter Neigung zur Depressivität – als Folge des häufigen Laxanzienabusus nicht selten Hypokaliämie – bedingt durch das häufige induzierte Erbrechen Ösophagusveränderungen, Zahnschmelzdefekte und Ulzerationen oder Narben an Fingern und Handrücken

Diätetische Behandlung

Prinzip

Psychologische Betreuung und Heranführen an eine geregelte Ernährungsweise

Bulimia nervosa

7

Maßnahmen

- Im Vordergrund muß eine psychotherapeutische Behandlung stehen.
- Ausgewogene, vielseitige Mischkost anstreben, individuelle Vorlieben berücksichtigen!
- Keine Nahrungsaufnahme außerhalb der festgelegten Zeiten (vier bis sechs Mahlzeiten), eventuell Ernährungsprotokoll führen lassen
- Erkennbare oder vermutete Nährstoffdefizite vorübergehend medikamentös ausgleichen (Kalium, Vitamine und andere). Bei Protein- oder energetischer Unterversorgung vorübergehend gezielt eiweiß- und kalorienreiche Diät

8 Colitis ulcerosa

Definition

Unspezifische, chronische oder chronisch rezidivierende entzündliche Erkrankung des Dickdarms mit Geschwürbildung

Ursachen und Entstehung

Unklar – angenommen wird eine multifaktorielle Genese (Autoimmunreaktionen, psychische Faktoren, einzelne Ernährungsfaktoren) – familiär gehäuftes Vorkommen – Mädchen sind seltener betroffen als Jungen (Erstdiagnose durchschnittlich im elften bis zwölften Lebensjahr)

Krankheitsbild

Abdominelle Beschwerden – häufige, blutig-schleimige Stühle - Bauchschmerzen, speziell im Zusammenhang mit der Stuhlentleerung – vereinzelt Hauterkrankungen – Nährstoff- und Flüssigkeitsverluste – diagnostisch: entzündliche Mukosa mit Ulzerationen und Erosionen, erhöhte Wanddicke, Ausdehnung von rektal nach proximal, Eisenmangelanämie, Blutsenkungsgeschwindigkeit nur leicht auffällig – bei der seltenen Form einer fulminanten Kolitis Gefahr des toxischen Megakolons – wichtige Differentialdiagnosen: Morbus Crohn, sekundäre Kolitiden, irritables Kolon

Colitis ulcerosa

8

Diätetische Behandlung

Prinzip

Beeinflussung der abdominellen Beschwerden und Ausgleich der Flüssigkeits- und Nährstoffverluste

Maßnahmen

- In der akuten Phase Ruhigstellung des Darms und Verabreichung einer ballaststofffreien Formeldiät, bei schweren Schüben zu Beginn parenterale Ernährung
- Nach Abklingen der akuten Phase allmähliche Rückkehr zu vielseitiger eiweißreicher Mischkost mit normalem Ballaststoffgehalt
- Vermeiden von Nahrungsmitteln und Speisen, die erfahrungsgemäß häufiger zu Unverträglichkeiten führen oder individuell bereits Beschwerden gemacht haben
- Da es in der akuten Krankheitsphase zu einer passageren Lactoseunverträglichkeit kommen kann, ist ein vorübergehender Verzicht auf Milch und Milchprodukte sinnvoll (andauernde Milchzuckerunverträglichkeit läßt auf eine primäre Lactoseintoleranz schließen).

☞ Grundlage der Gesamttherapie ist normalerweise die medikamentöse Behandlung mit Chemotherapeutika.

9 Diabetes mellitus (Zuckerkrankheit)

- Typ I* = insulinabhängig, früher: juveniler Diabetes mellitus (IDDM: insulin-dependent diabetes mellitus)
- Typ II = insulinunabhängig (NIDDM: non-insulin-dependent diabetes mellitus)

Definition

Durch absoluten, zu Beginn teilweise auch relativen Insulinmangel hervorgerufene chronische Stoffwechselerkrankung mit dem Leitsymptom der mangelhaften Glucoseverwertung (Hyperglykämie, Glukosurie)

Ursachen und Entstehung

Insulinmangel durch eine Insuffizienz der Langerhans-Inseln – Typ I: Zusammenwirken von genetischen Faktoren, Virusinfektionen und autoimmunologischen Prozessen – manifestationsfördernde Faktoren: akute und interkurrente Infekte, schwere Verletzungen, Unfälle, Operationen, seelische Traumen (bei bereits bestehender B-Zell-Insuffizienz wird durch derartigen Streß die Grenze zur klinischen Manifestation überschritten)

Diabetes mellitus

9

---

*Der Typ-I-Diabetes mellitus ist charakteristisch für das Kindes- und Jugendlichenalter.

Krankheitsbild

Symptome der Erstmanifestation unterschiedlich je nach Manifestationsform

- Leichte Form (etwa 35%): stark vermehrtes Trinken und Wasserlassen, Gewichtsabnahme, Heißhunger, Abgeschlagenheit, Leistungs- und Konzentrationsschwäche
- Mittelschwere Form (etwa 50%): zusätzlich Zeichen der Dehydratation, trockene Haut und Schleimhäute, belegte, trockene Zunge, eingesunkene Augäpfel, Stehenbleiben hochgezogener Hautfalten
- Schwere Form (etwa 15%): schwerste diabetische Stoffwechselentgleisung bis zum Coma diabeticum möglich
- Diabetische Ketoazidose: Hyperglykämie, ausgeprägte Dehydratation, Acetongeruch, Azidose, Übelkeit, Erbrechen, Kopfschmerzen, abdominelle Beschwerden, Bewußtseinsstörungen, Kussmaul-Atmung, generalisierte hirnorganische Anfälle
- Symptome des hypoglykämischen Schocks: kalter Schweißausbruch, Heißhunger, Stimmungsänderung, Krämpfe, rasche Bewußtlosigkeit, Atmung nicht auffällig.

Klinischer Verlauf des Typ-I-Diabetes mellitus: Erstmanifestation – Remissionsphase – permanenter Diabetes mellitus

---

Diätetische Behandlung

Prinzip

Normalisierung der Glucoseverwertung durch exakte Abstimmung von Ernährung, Insulingaben und körperlicher Betätigung

Maßnahmen

- Grundlage ist eine von Zusammensetzung und Aufteilung her ausgewogene (ballaststoffreiche) Mischkost mit 55% der Kalorien als Kohlenhydrate, etwa 15% als Protein (2 bis 3 g/kg Körpergewicht) und etwa 30% als Fett. Beim kleineren Kind muß die altersgemäße Ernährung im wesentlichen beibehalten werden.
- Die Kalorienzufuhr sollte den kindlichen Bedürfnissen entsprechen (Wachstum, Wohlbefinden), diabetische Kinder sind häufig untergewichtig, andererseits ist Übergewicht jedoch zu vermeiden.
- Weitgehender Verzicht auf Mono- und Disaccharide ist empfehlenswert. Durch Kombination mit schwer resorbierbaren Kohlenhydraten, Fett oder Eiweiß sind Mono- und Disaccharide jedoch besser verträglich.
- Zuckeraustauschstoffe (Fructose, Sorbit, Mannit, Xylit) müssen kalorisch voll berechnet werden. Ihre Darmverträglichkeit ist eingeschränkt!
- Die in pflanzlichen Nahrungsmitteln natürlich vorkommenden Ballaststoffe sollten sinnvoll ergänzt werden durch Konzentrate aus pflanzlichen Füll- und Quellstoffen, die einen günstigen Einfluß auf den Glucosestoffwechsel aufweisen (Guakernmehl, Pektin u. a.).

Diabetes mellitus

9

- Die Zahl der Mahlzeiten pro Tag richtet sich nach der Art und Häufigkeit der Insulingaben:
  - Die konventionelle Insulintherapie erfordert ein restriktives Diätprinzip mit sechs bis sieben Mahlzeiten pro Tag (Anpassung der Nahrungszufuhr an die Insulinwirkung).
  - Bei intensivierter konventioneller Insulintherapie oder Insulinpumpentherapie ist ein liberales Diätprinzip mit drei frei gewählten Hauptmahlzeiten für das ältere Kind möglich (Anpassung der Insulinwirkung an die Nahrungszufuhr).
- Kohlenhydratarme, ballaststoffreiche Obst- und Gemüsearten können ohne strenge Kontrolle ergänzt werden, auch als Zwischenmahlzeit.
- Im Bedarfsfall (z. B. postoperativ) können spezielle Formelnahrungen für Diabetiker verwendet werden.
- Das „Einstellen" des Kindes (Abstimmung von Ernährung und Insulingaben, evtl. Ernährungsumstellung) erfolgt immer stationär!

10 Dreimonatskoliken

Definition

Häufige Schreianfälle mit Blähungen und allgemeiner Reizbarkeit des jungen Säuglings

Ursachen und Entstehung

- Hastiges Trinken des Kindes mit Luftschlucken und fehlendes zeitgerechtes Aufstoßen – gegebenenfalls auch falsche Fütterungstechniken
- Schaumeigenschaften der Milch und Milchnahrung
- Bei gestillten Kindern unter Umständen auch Unverträglichkeiten auf einzelne Bestandteile in der Nahrung der Mutter

Krankheitsbild

Schreianfälle unmittelbar oder bis 20 Minuten nach einer Mahlzeit – Ruhelosigkeit vor allem im Liegen – gekrümmte Körperhaltung (Bauchschmerzen) – nach Abgang von Stuhl und Winden meistens Erleichterung – wichtige Differentialdiagnosen: Mißbildungen des Intestinaltraktes, gastroösophagealer Reflux, Kuhmilchintoleranz

Diätetische Behandlung

Prinzip/Maßnahmen

Sie richten sich nach den Ursachen:

Dreimonatskoliken

10

- Sorgfältig Unterweisung der betreuenden Personen in richtigen Trink- und Fütterungstechniken, bei hastig trinkenden Kindern besonders auf ein effektives Aufstoßen achten, Kind nach der Mahlzeit nicht sofort flach hinlegen, sondern bäuchlings über die Schulter legen
- Aufklärung der Eltern über die „Harmlosigkeit" und zeitliche Begrenztheit dieser Symptomatik
- Bei Bedarf vorübergehend für Säuglinge geeignete schaumreduzierende Mittel zu den Mahlzeiten verabreichen
- Bei gestillten Kindern sollten die Mütter auf größere Mengen Obst und Schokolade verzichten, ebenso auf reichlichen Kuhmilchkonsum, da sich über die Muttermilch beim Säugling eventuell eine Kuhmilchunverträglichkeit entwickeln kann.

11 Dyspepsie (Akute Verdauungsstörung)

Dyspepsie

11

Definition

Akute Darmstörungen mit Durchfall und Erbrechen

Ursachen und Entstehung

- Ernährungsfehler (quantitativ, qualitativ), häufiger und/oder plötzlicher Wechsel der Nahrungsart einschließlich Übergang von Brust- auf künstliche Nahrung
- Verunreinigung der Nahrung mit pathogenen Keimen
- Parenterale Infektionen („grippale Infekte", Harnwegsinfekte, Mittelohrentzündung, Pneumonie u. a.)

Krankheitsbild

Unterschiedliche Ausprägung je nach Schweregrad: Dyspeptische Stühle (breiig bis wäßrig, substanzarm, schleimhaltig, teilweise grünlich) – Erbrechen – Nahrungsverweigerung – Temperaturerhöhung – bei häufigem und starkem Durchfall oder Erbrechen Dehydratations- und Azidosegefahr, Toxikosegefahr

Diätetische Behandlung

Prinzip

Behandlung beziehungsweise Beseitigung der auslösenden Faktoren und Beeinflussung des Durchfalls und seiner Folgeerscheinungen

Maßnahmen

- Leichte Dyspepsie (keine Dehydratation, breiige Stühle): Milchanteil in der Nahrung verringern, Milch mit Wasser oder Elektrolytlösung verdünnen, bei wohlgenährten Kindern eventuell auch einige Male nur Tee, Glucose-Elektrolyt-Lösungen und Reisschleim geben. Stillen kann normalerweise beibehalten werden. Bei älteren Säuglingen und Kleinkindern Ersatz einiger Mahlzeiten durch fettarmen Karottenbrei, Reisschleim oder Früchtesuppen (Äpfel, Banane, Johannisbrotkernmehl)
- Mittelschwere Dyspepsie (geringe Dehydratation, häufige breiige oder wäßrige Stühle): acht- bis zwölfstündige Pause der Nahrungszufuhr, ausschließlich orale Glucose-Elektrolyt-Lösung, dann stufenweise Aufbau mit Karottensuppe, Reisschleim und/oder Heilnahrung, allmählicher Übergang auf normale Nahrung
- Schwere Dyspepsie (erhebliche Dehydratation, stark gestörtes Allgemeinbefinden): strenge diätetische Behandlung, insbesondere beim jüngeren Säugling, etwa nach folgendem Schema:
  - Parenterale Rehydratation, falls erforderlich
  - Weitere Nahrungspause mit Glucose-Elektrolyt-Lösungen und Tee, allmähliche Ergänzung von Heilnahrung und/oder Reisschleim und fettarmer Karotten- oder Früchtesuppe bei erhöhter Mahlzeitenfrequenz
  - Übergang auf Normalnahrung nach etwa zwei bis drei Wochen

12 Dystrophie (Gedeihstörung)

Definition

Ernährungs- oder krankheitsbedingte Gedeihstörungen des Säuglings und Kleinkindes

Ursachen und Entstehung

- Länger andauernde Fehl- und/oder Mangelernährung:
  - Spezielle Ernährungsformen (streng vegetarische Kost, Makrobiotik, frühzeitige Vollwertkost mit hohem Rohkostanteil u. a.)
  - Kwashiorkor (Eiweißmangel-Dystrophie, Mehlnährschaden = einseitige überhöhte Kohlenhydratzufuhr)*
  - Milchnährschaden (überhöhte Milchzufuhr)*
- Schwere Erkrankungen (Malabsorptionssyndrome, Stoffwechselerkrankungen, Tumoren u. a.)
- Bei Brustkindern: inadäquate mütterliche Milchproduktion

Krankheitsbild

Mangelhafte oder fehlende Gewichtszunahme bis zur Gewichtsabnahme – schlaffe, blasse Haut mit unterschiedlich stark reduziertem Fettpolster – Hypotonie der Muskulatur – erhöhte Infektanfälligkeit – Nahrungsverweigerung und Erbrechen – häufig Dyspepsie – in Abhängigkeit von Ursache

---

*Durch die Verwendung industriell hergestellter Fertignahrungen heute in Deutschland selten

Dystrophie

12

und Ausmaß der Dystrophie bis zur schwersten Form der Unterernährung (Atrophie).

Spezielle Aspekte:

- Streng vegetarische Ernährung: Vitamin-B_{12}-, Eisen- und Calciummangel sowie ungenügende Energie-, Protein- und Fettzufuhr
- Streng vegetarische oder makrobiotische Ernährung der Mütter gestillter Kinder: frühzeitig Vitamin-B_{12}-Mangel
- Makrobiotische Ernährung: vermindertes Längenwachstum und retardierte Gesamtentwicklung, Mangel an Vitamin B_{12}, Vitamin D und Eisen
- Selbsthergestellte Nahrung, speziell Rohkost: häufige dyspeptische Beschwerden durch Infektion mit Keimen, bei Rohkost auch durch den Ballaststoffgehalt
- Kuhmilchfreie Ernährung ohne adäquaten Ersatz oder einseitige Ernährungsformen mit zu geringem Fettanteil: Untergewicht, verringertes Längenwachstum
- Kwashiorkor: 60 bis 80% des altersentsprechenden Gewichts, Ödeme, Leberverfettung, Eiweiß- und Enzymmangel, Verdauungsinsuffizienz, Anämie, Melaninmangel
- Milchnährschaden: Eisenmangelanämie, wasserreiches Subkutanfett

---

Diätetische Behandlung

Prinzip

Altersgerechte Ernährung mit ausgewogener Nährstoffzufuhr unter Berücksichtigung des Dystrophiegrades

Maßnahmen

- Ausgleich der Fehlernährung (Umstellung im Kohlenhydrat-, Fett- und/oder Proteinanteil): Verwendung von altersgemäßer Säuglingsnahrung und Beikost, altersgemäßer Übergang von flüssiger auf breiige und feste Kost, auf eventuelle Allergien oder Unverträglichkeiten achten
- Bei nachhaltigem Wunsch der Eltern, die Nahrung selbst herzustellen, entsprechende Anleitungen an die Hand geben
- Da unkonventionelle Ernährungsformen häufig stark ideologisch geprägt sind, ist eine ausführliche Aufklärung der Eltern über die Nachteile im Säuglings- und Kleinkindesalter unbedingt erforderlich, ebenso wiederholte Kontrollen.
- Der Beginn mit ungegarten und/oder grobkörnigen Getreideprodukten (Frischkornbrei, gequollenen Körnern, Keimlingen) sollte frühestens im zweiten Lebensjahr erfolgen, und dann nur in kleinen Mengen. Das gleiche gilt für rohes Obst und Gemüse (Ausnahmen: Bananen, feingeraspelte Äpfel und Karotten).
- Bei dystrophischen Brustkindern exakte mengenmäßige Kontrolle der aufgenommenen Brustmahlzeiten (Wiegen des Kindes vor und nach dem Trinken) und entsprechende Ergänzung mit einer altersgemäßen Zusatzkost (eventuell hypoallergen)
- Bei krankheitsbedingter Dystrophie im allgemeinen eine altersgemäße, jedoch der Erkrankung

Dystrophie

12

angepaßte (Malabsorption!), gut verträgliche Kost, eventuell kalorienangereichert

- Extreme Formen der Unterernährung müssen zu Beginn parenteral behandelt werden, ebenso müssen Vitamin-, Mineralstoff- oder Spurenelementdefizite medikamentös supplementiert werden.

13 Enteritis (Akute Durchfallerkrankung, Darmkatarrh)

- Gastroenteritis
- Enterokolitis

Definition

Durch enterale Infektionen verursachte Durchfallerkrankung

Ursachen und Entstehung

Akute Infektionen mit Viren und/oder pathogenen Bakterien – Auslöser sind in unseren Breiten bei Säuglingen in etwa zwei Drittel der Fälle Viren (insbesondere Rotaviren) und in etwa 20% Bakterien (vor allem bestimmte säuglingspathogene Kolibakterien) – ältere Kinder: Viren, pathogene Kolibakterien und zusätzlich andere Bakterien (Salmonellen, Campylobacter, Pseudomonas, Shigellen, Yersinien u. a.), Pilze, Parasiten, Lebensmittelvergiftungen (Staphylococcus aureus!)

Krankheitsbild

Unterschiedlich in Abhängigkeit vom Alter des Kindes und von Ausmaß und Dauer der Infektion: häufige und heftige wäßrige, zum Teil auch schleimige Durchfälle – nicht selten grünlich verfärbter Stuhl und/oder Beimengung von Blutspuren – Erbrechen – Übelkeit – Bauchkrämpfe – Allgemeinbefinden stark beeinträchtigt – rasche Dehydratation insbesondere beim jüngeren Kind – mit zunehmender Dehydratation Abnahme von Hautturgor und Urinproduktion –

Gefahr der Toxikose insbesondere beim jungen Säugling: Exsikkose, Azidose, Bewußtseinstrübung, tiefliegende halonierte Augen, Beteiligung des zentralen Nervensystems (zu den verschiedenen Exsikkoseformen siehe Lehrbücher)

Diätetische Behandlung

Prinzip

Beseitigung auslösender Faktoren und Behandlung der Durchfallsymptomatik unter Ausgleich der Flüssigkeits- und Elektrolytverluste

Maßnahmen

Richten sich nach dem Schweregrad der Erkrankung und dem Zustand des Kindes:

- Aussetzen mit der üblichen Ernährung
- Ausgiebige Flüssigkeitszufuhr in Form von Tee, Glucose-Elektrolyt-Lösung und dünnem Reisschleim, bei älteren Kindern auch stilles Mineralwasser, (abgestandene) Cola, Wasserkakao und Schleimsuppen
- Schrittweiser Übergang auf fettarme Heilnahrung beziehungsweise Breikost, wenn Flüssigkeit gut vertragen wird (industriell hergestellte Heilnahrung, Früchtebreie oder -suppen aus Äpfeln, Bananen, Karotten, Johannisbrotkernmehl – für ältere Kinder auch geriebener roher Apfel, Wasserreis, Kartoffelbrei ohne Milch und Fett, Zwieback, Toastbrot, Knäckebrot, Salzstangen) – Beginn mit kleinen Portionen – Mahlzeitenfrequenz vorübergehend erhöhen

---

- Allmähliche Übergang auf altersgemäße Normalkost, wenn die Symptomatik nicht wieder auf-
  flammt – Vorsicht mit fettreicher Nahrung (Vollmilch und Fettzugaben zuletzt)
- Schwere Verlaufsformen machen zu Beginn immer eine parenterale Rehydratation erforderlich!
  Dies gilt insbesondere für den jüngeren Säugling.
  Beginn mit enteraler Flüssigkeits-, Glucose- und
  Elektrolytzufuhr nach etwa zwei bis drei Tagen, je
  nach Zustand des Kindes

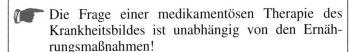 Die Frage einer medikamentösen Therapie des
Krankheitsbildes ist unabhängig von den Ernäh-
rungsmaßnahmen!

Enteritis

13

14 Erythrodermia desquamativa Leiner (Leiner-Krankheit)

Definition

Hauterkrankung des jungen Säuglings mit grob-lamellösen schuppenden Flecken, teilweise gekoppelt mit dyspeptischen Beschwerden

Ursachen und Entstehung

Nicht eindeutig geklärt – Vorkommen fast ausschließlich bei gestillten Säuglingen – Zusammenhänge mit der Vitaminversorgung, speziell mit Biotin, möglich, eventuell auch mit der Fettzufuhr – diskutiert wird auch eine Candidainfektion – Form der Dermatitis seborrhoides

Krankheitsbild

Rote, grob-lamellöse schuppende Flecken, die unter Umständen den ganzen Körper bedecken – Gesicht bleibt meist frei – Erbrechen und Diarrhö unterschiedlicher Ausprägung

---

Diätetische Behandlung

Prinzip

Änderung der Nahrungszusammensetzung

Maßnahmen

- Ersatz oder Teilersatz der Frauenmilch oder der normalen künstlichen Säuglingsmilch durch altersgemäße Heilnahrung, Versuch auch mit hypoallergener Nahrung
- Zusätzlich Vitaminsubstitution (speziell Vitamin A und Biotin) zweckmäßig

Erythrodermia
desquamativa Leiner

14

15 Fructose-1,6-Diphosphatasemangel

Definition

Verminderte Aktivität der Fructose-1,6-Diphosphatase (Schlüsselenzym der Glukoneogenese)

Ursachen und Entstehung

Angeborener Defekt – autosomal-rezessive Vererbung

Krankheitsbild

Schwere und leichtere Verlaufsformen: Hypoglykämien unter verminderter oder fehlender Nahrungsaufnahme (Erschöpfung der hepatischen Glykogenreserven nach 8 bis 16 Stunden Fasten) – Laktazidose und Ketonämie/Ketonurie – schwerste Formen mit hochgradiger metabolischer Azidose, Erbrechen, Hyperventilation, Somnolenz und Koma – nach Fructosezufuhr schwere hypoglykämische Zustände

Diätetische Behandlung

Prinzip

Berücksichtigung der verminderten Enzymkapazität

Maßnahmen

- Striktes Vermeiden längerer Nüchtern- oder Hungerperioden. Zusätzliche nächtliche Gabe ungekochter Maisstärke kann sich günstig auswirken.
- Verbrauch von Saccharose (Haushaltszucker), Fructose und Sorbit stark einschränken
- Bei Infekten, fieberhaften Erkrankungen oder Nahrungsverweigerung aus anderen Gründen frühzeitig Glucose verabreichen, bei Bedarf i.v.
- Schwere hypoglykämische und ketoazidotische Krisen müssen parenteral mit Glucose und reichlich Hydrogencarbonat behandelt werden.

Fructose-1,6-
Diphosphatasemangel

15

16 Fructoseintoleranz (Hereditäre Fructoseintoleranz, Fructaldolasemangel)

Definition

Störung im Fructosestoffwechsel

Ursachen und Entstehung

Angeborener Defekt der Fructaldolase B – autosomal-rezessive Vererbung – in der Folge Anhäufung von Fructose-1-phosphat in der Leber und Hemmung vor allem der Glykogenolyse

Krankheitsbild

Erbrechen, Durchfälle – Gedeihstörungen – beim älteren Säugling bereits Abneigung gegen fructosehaltige Speisen – Hypoglykämien, insbesondere bei jungen Säuglingen – Leberfunktionsstörungen und renal-tubuläre Schäden – bei andauernder Fructose- (und Sorbit-) Zufuhr progredienter Verlauf mit tödlichem Ausgang (großes Risiko für Patienten unter Infusion fructose- und sorbithaltiger Lösungen!) – bei rechtzeitiger Elimination von Fructose und Sorbit aus der Nahrung relativ rasche Besserung der Symptomatik – mit zunehmendem Alter kann sich die Toleranz gegenüber Fructose erhöhen (Kinder 0,5 bis 1 g pro Tag, Erwachsene bis zu 2,5 g)

Diätetische Behandlung

Prinzip

Striktes Vermeiden von Fructose, Saccharose, Invertzucker, Sorbit und Inulin

Maßnahmen

- Säugling stillen oder entsprechende Säuglingsmilchnahrungen verwenden, in denen die genannten Zuckerarten nicht enthalten sind
- Keine Obst- und Gemüsebeikost im ersten Lebensjahr
- Später Obst- und Gemüsemahlzeiten möglichst selbst herstellen (d. h. ohne Zuckerzusätze): Obst weitestgehend meiden, ebenso einige Gemüsearten – erlaubt sind: Avocado, Rhabarber, Kartoffeln, Radieschen, Rettich, Bambussprossen, Blumenkohl, Chicorée, Chinakohl, Endivie, Feldsalat, Kopfsalat, Mangold, Sauerkraut, Spargel, Spinat, Gurke, Erbsen, Pilze
- Als Süßungsmittel verwenden: Traubenzucker (Glucose), Milchzucker, Maltodextrin, Süßstoffe
- Verboten sind: Haushalts- und Diabetikerzucker, Honig, Marmelade – alle Fertigsaucen und -würzen einschließlich Ketchup – Süßigkeiten und Süßspeisen aller Art, auch Milch- und Joghurtzubereitungen, alle zuckerhaltigen Getreideprodukte – alle oben nicht genannten Obst- und Gemüsesorten, insbesondere auch Karotten!

Fructoseintoleranz

16

- Konserven und Fertiggerichte nur bei genauen Angaben zur Zusammensetzung verwenden
- Wegen der eingeschränkten Obst- und Gemüsezufuhr ist eine ständige Vitamin-C-Supplementierung empfehlenswert.

17 Galactokinasemangel

Definition

Störung im Galactoseabbau aufgrund eines Galactokinasemangels

Ursachen und Entstehung

Autosomal-rezessive Vererbung – durch den Enzymdefekt wird die Galactose nicht (ausreichend) phosphoryliert, der Umbau zur Glucose wird blockiert

Krankheitsbild

Außer einer frühzeitigen Entwicklung beidseitiger Katarakte keine schwerwiegenden Symptome – diagnostisch ferner: Galaktosurie – bei Umstellung auf eine galactosefreie Ernährung in den ersten Lebenswochen ist die Rückbildung bereits bestehender Katarakte möglich – galactosefreie Ernährung bereits in den ersten Lebenstagen verhindert die Kataraktentstehung

Diätetische Behandlung

Prinzip

Striktes Vermeiden von Galactose beziehungsweise Lactose in der Nahrung

Galactokinasemangel

17

Maßnahmen

- Stillverbot
- Im Säuglings- und Kleinkindesalter ausschließliche Verwendung von streng lactosefreiem Milchersatz und entsprechender Beikost
- Verbot aller galactosehaltigen Nahrungsmittel (Milch und Milchprodukte sowie Lebensmittel, die unter Verwendung von Milch, Milchprodukten oder Lactose hergestellt werden)

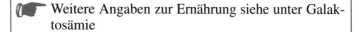 Weitere Angaben zur Ernährung siehe unter Galaktosämie

18 Galaktosämie (Klassische Galaktosämie)

Definition

Störung im Galactoseabbau aufgrund eines Galactose-1-phosphat-Uridyltransferasemangels

Ursachen und Entstehung

Autosomal-rezessive Vererbung – durch den Enzymdefekt Blockierung des Galactoseumbaus auf der Stufe des Galactose-1-phosphats, das toxische Wirkungen hat

Krankheitsbild

Schwere Dyspepsie bereits wenige Tage nach Beginn der Milchfütterung (Erbrechen, Durchfälle, Gedeihstörung, Hinfälligkeit) – rasch progrediente Leberfunktionsstörung mit Ikterus, Hepatomegalie und Blutungsneigung – neurologische Symptome sowie Kataraktbildung teilweise bereits nach einigen Tagen – bei fortdauernder Galactosezufuhr rasche Verschlechterung des Zustandes (Leberdekompensation, zerebrale Krämpfe) bis zum Tod – leichtere, protrahierte Verlaufsformen mit Gedeihstörungen und psychomotorischen Entwicklungsverzögerungen kommen vor – Langzeitprognose auch bei strenger Ernährungsführung weniger günstig in bezug auf intellektuelle Leistungsfähigkeit und neurologische Ausfälle

Galaktosämie

18

Diätetische Behandlung

Prinzip

Striktes Vermeiden von Galactose beziehungsweise Lactose in der Nahrung

Maßnahmen

- Stillverbot
- Im Säuglings- und Kleinkindesalter ausschließliche Verwendung von streng lactosefreiem Milchersatz und entsprechender Beikost
- Verbot aller galactosehaltigen (lactosehaltigen!) Nahrungsmittel:
  - Milch und Milchprodukte jeglicher Art (unter anderem keine Butter, nur lactosefreie Margarine, als Eis nur Wassereis, als Milchersatz eventuell Sojagetränk)
  - Vorsicht bei Produkten, denen bei der Herstellung häufig Milch oder Milchpulver zugesetzt wird (Wurstwaren, Brot, Kartoffelzubereitungen, einige Teigwaren, viele Fertiggerichte, Saucen, Süßspeisen, Süßigkeiten u. a.)
- Unbegrenzt erlaubt sind:
  - Eier, Fisch, Fleisch (außer Innereien), Schinken
  - Obst und Gemüse, Kartoffeln, Reis, Mais, Nüsse
  - Mehl und Mehlspeisen, Getreideprodukte und Brot ohne Milchzucker/Milchpulver

- Achtung: Zahlreiche Medikamente enthalten Lactose als Füllstoff; diese Präparate dürfen nicht verabreicht werden.
- Zahnpasten enthalten häufig Lactose: bei kleineren Kindern immer Zahncreme ohne Lactose verwenden, da Paste oft verschluckt wird
- Für den Fall einer Galactose-Stoffwechselstörung in der Familie (auch entfernte Verwandte) sollte während der Schwangerschaft eine galactosereduzierte Diät praktiziert werden.
- Bei Verdacht auf eine mögliche Galactose-Stoffwechselstörung aufgrund der Familiengeschichte sollte nach der Geburt bis zur diagnostischen Abklärung bereits milchfrei ernährt werden.

Galaktosämie

18

19 Glucose-Galactose-Malabsorption

Definition

Aktive Resorption von Glucose und Galactose durch die Dünndarmschleimhaut ist gestört

Ursachen und Entstehung

Angeborener Defekt – autosomal-rezessive Vererbung

Krankheitsbild

Wäßrige, stark saure Durchfälle nach Zufuhr von glucose-, galactose- oder stärkehaltigen Nahrungsmitteln – Dehydratation und Gedeihstörungen beim Säugling bereits bald nach der Geburt, da normalerweise zumindest eine der beiden Substanzen in der Nahrung des Neugeborenen enthalten ist – Vorkommen sehr selten

Diätetische Behandlung

Prinzip

Vermeiden jeglicher Glucose-, Lactose-, Galactose- und Stärkeaufnahme, Saccharose nur in kleinsten Mengen

Maßnahmen

- Stillverbot
- Da Fructose im allgemeinen gut resorbiert wird, auch beim jungen Säugling als Kohlenhydrat Fructose und Inulin verwenden, altersgemäße kohlenhydratfreie Nährstoffgemische verwenden
- Später kohlenhydratarme Kost unter hauptsächlicher Verwendung von fructose- und inulinhaltigen Nahrungsmitteln (Obst, kohlenhydratarme Gemüse, Topinamburknollen), Eiweiß- und Fettanteil entsprechend höher als üblicherweise empfohlen
- Vermeiden von Milch und Milchprodukten (einige lactosearme Käsesorten möglich), glykogenreichen Fleischsorten, Wurstwaren, Brot, Mehlspeisen, Teigwaren, Kartoffeln, kohlenhydratreichen Gemüsesorten, saccharose- oder glucosereichen Obstsorten

20 Glykogenose Typ I*
(Hepatorenale Glykogenose)

- Typ Ia (von-Gierke-Krankheit)
- Typ Ib
- Typ Ic

Definition

Durch einen Defekt der Glucose-6-Phosphatase bedingte Glykogenspeicherkrankheit

Ursachen und Entstehung

Angeborener Enzymdefekt
- Typ Ia: Defekt der Phosphohydrolase-Phosphotransferase
- Typ Ib: Defekt der Glucose-6-phosphattranslokase
- Typ Ic: Defekt der Phosphattranslokase

Krankheitsbild

Glykogenspeicherung in der Leber mit Hepatomegalie und späterer Adenombildung, Speicherung aber auch in Niere, Pankreas und in der Darmwand – ausgeprägte Nüchternhypoglykämien in Kombination mit einer Laktazidämie – Neigung zu Hyperurikämie und ausgeprägter Hyperlipoproteinämie – Neigung zu Fettsucht – Typ Ib zusätzlich: Granulozytopenie und Neigung zu bakteriellen Infektionen

Diätetische Behandlung

Prinzip

Berücksichtigung des mangelhaften oder fehlenden Glykogenabbaus und der Begleiterscheinungen

Maßnahmen

- Verabreichung einer relativ kohlenhydratreichen Kost (60 bis 70% der Energie) in häufigen kleinen Mahlzeiten. Kohlenhydrate nur in Form von Oligosacchariden, Stärke oder Glucose, auch als kalt angerührte ungekochte Maisstärke (täglich zweimal 1 bis 2,5 g/kg Körpergewicht). Keine Lactose, keine Fructose (Milch und Milchprodukte stark einschränken, gelegentlicher Obstverzehr in kleinen Mengen möglich)
- Nach Möglichkeit über Nacht kontinuierliche Maltodextrin- oder Glucosezufuhr per Sonde
- Ergänzend oder alternativ ungekochte Maisstärke oral, versuchsweise auch eine zusätzliche proteinreiche Mahlzeit zur Nacht
- Beachtung der Sekundärerkrankungen wichtig:
  - Fettsucht (Kontrolle der Energiezufuhr)
  - Hyperlipoproteinämien (Fett- und Cholesterinzufuhr einschränken, jedoch auf ausreichende Zufuhr mehrfach ungesättigter Fettsäuren achten, Gewichtskontrolle)
  - Hyperurikämie (diätetische Therapie nur beschränkt möglich, überwiegend medikamentös)

Glykogenose Typ I

20

21 Glykogenose Typ III* (Cori-Krankheit)

Definition

Durch das Fehlen der Amylo-1,6-glucosidase bedingte Glykogenspeicherkrankheit

Ursachen und Entstehung

Angeborener Enzymdefekt

Krankheitsbild

Glykogenspeicherung vorwiegend in Leber und Muskulatur (auch Herzmuskel) – Hepatomegalie und Splenomegalie – mäßige Neigung zu Hypoglykämien – Neigung zu Hungerketose ohne Laktazidämie – teilweise Hyperlipoproteinämien – Harnsäurespiegel durchweg normal

Diätetische Behandlung

Prinzip/Maßnahmen

Berücksichtigung der vermehrten Glykogenspeicherung

- Verabreichung einer eiweißreichen Normalkost in mehreren kleineren Mahlzeiten

---

* Die übrigen heute bekannten Glykogenosen mit guter oder zufriedenstellender Prognose bedürfen keiner besonderen diätetischen Therapie. Einige prognostisch sehr ungünstige Formen sind gezielten Diätmaßnahmen nicht zugänglich.

- Gezielte Ernährungsmaßnahmen nur bei Hypo-
  glykämien, Hyperlipoproteinämie oder Hyper-
  urikämie:
  - Hypoglykämien: Ernährung entsprechend
    Glykogenose Typ I, jedoch mit höherem Pro-
    teinanteil, insbesondere auch Verwendung
    ungekochter Maisstärke
  - Hyperlipoproteinämie: Fettanteil modifizieren,
    Gewichtskontrolle
  - Hyperurikämie: medikamentöse Behandlung

22 Habituelles Erbrechen

Definition

Erbrechen des jungen Säuglings bei sicher auszuschließenden organischen Ursachen

Ursachen und Entstehung

Unklar – vermutlich physiologische Unreife des Verschlußsystems am Übergang Hiatus-Magen – aber auch fehlerhafte oder nicht angepaßte Fütterungstechnik – betroffen sind vielfach sensible und sehr agile Kinder

Krankheitsbild

Spucken oder Erbrechen nach den Mahlzeiten – trotzdem gutes Gedeihen – wichtige Differentialdiagnosen: Kardiainsuffizienz, Hiatushernie, zentralnervöse Störungen

Diätetische Behandlung

Prinzip/Maßnahmen

- Häufige kleinere Mahlzeiten und Andicken der Nahrung
- Kinder, die besonders zum Luftschlucken neigen, nach der Mahlzeit gut aufstoßen lassen und nicht sofort hinlegen

- Aufklären der Eltern oder Pflegepersonen über die relative Harmlosigkeit des Erbrechens. Für ruhige und gleichmäßige Pflege- und Fütterungsbedingungen sorgen (Ängstlichkeit und Unsicherheit beeinflussen das Kind!)

Habituelles
Erbrechen

22

23 Hartnup-Syndrom

Definition

Mangelhafte Resorption bestimmter neutraler Aminosäuren (insbesondere Tryptophan)

Ursachen und Entstehung

Angeborener Defekt im Transportsystem für neutrale Aminosäuren – autosomal-rezessive Vererbung

Krankheitsbild

Aminoazidurie – betroffen sind die Aminosäuren Leucin, Isoleucin, Alanin, Serin, Threonin, Asparagin, Glutamin, Valin, Phenylalanin, Tyrosin und Tryptophan – bei einem Teil der Patienten intermittierende und variable Symptome der Pellagra (Hautveränderungen, reversible zerebellare Ataxien, Muskel- und Kopfschmerzen, Verhaltensstörungen) – Ursache ist wahrscheinlich die mangelhafte Verfügbarkeit von Tryptophan, aus dem im Körper normalerweise das Vitamin Niacin entstehen kann.

Diätetische Behandlung

Eine diätetische Behandlung der Krankheitssymptome ist nicht möglich. Niacin wird medikamentös substituiert.

24 Homozystinurie

Definition

Ausscheidung großer Mengen Homocystin im Urin

Ursachen und Entstehung

Autosomal-rezessiver Erbgang – Anreicherung von Homocystin durch Hemmung des Umbaus von Homocystein in
Cystathionin aufgrund eines Cystathionin-Beta-Synthetase-
mangels (häufigste Form) oder durch Hemmung der Reme-
thylierung zu Methionin

Krankheitsbild

Neben Homozystinurie starke Erhöhung der Plasmawerte
von Homocystin und Methionin (bei Remethylierungsdefekt: normale oder erniedrigte Methioninspiegel) – Ske-
lettdeformationen und Linsenluxation (teilweise ähnlich
dem Marfan-Syndrom) – ausgeprägte Veränderungen am
Zentralnerven- und Gefäßsystem – häufig geistige Retardierung – bei der durch Synthetasemangel bedingten Form
mindert frühzeitige diätetische und medikamentöse Behandlung die Symptome teilweise erheblich – Neugeborenendia-
gnostik wichtig, da Kinder bei Geburt zunächst unauffällig.

Diätetische Behandlung

Prinzip/Maßnahmen

Sie richten sich nach der Form der Krankheit:

- Bei Synthetasemangel-Patienten Verabreichung einer eiweißarmen Diät, je nach erforderlicher Einschränkung unter Zusatz spezieller Aminosäurengemische (methioninfrei, cystinangereichert)
- Bei einem Teil der Synthetasemangel-Patienten ist eine Steigerung der noch vorhandenen Restaktivität des Enzyms durch pharmakologische Dosen Pyridoxin (200 bis 1200 mg/Tag) möglich.
- Bei Patienten mit Remethylierungsdefekt versuchsweise Folat-, Vitamin-B_6-, Vitamin-B_{12}-, Methionin- und Carnitinsupplementierung

25 Hyperkinetisches Syndrom (Attention Deficit Disorder, min. zerebrale Dysfunktion)

Definition

Auffälliges Verhalten des Kindes mit Aufmerksamkeitsstörungen und überschießender motorischer Aktivität·

Ursachen und Entstehung

Unklar – unterschiedliche Ursachen in der Diskussion – Hypothesen über ernährungsbedingte Auslöser:
- Nahrungsmittelallergene (verschiedene)
- Künstliche Farbstoffe und andere Lebensmittelzusätze (nach Feingold, USA)
- Phosphate (nach Hafer, Deutschland)
- Zucker (eventuell über Serotoninhypothese erklärbar)
- Serotonin

Krankheitsbild

Typische Verhaltensauffälligkeiten, die unter dem Begriff hyperkinetisch (hyperaktiv, hypermotorisch) zusammengefaßt werden: Überschießende motorische Aktivität (zappelig) – Aufmerksamkeits- und Konzentrationsstörungen – mangelhafte Impulskontrolle – emotional überschießende Reaktionen – mangelndes Sozialverhalten

Hyperkinetisches Syndrom

25

Diätetische Behandlung

Prinzip/Maßnahmen

Sie richten sich nach der vermuteten Ursache:

- Bei nachgewiesener Allergie auf bestimmte Nahrungsinhaltsstoffe entsprechende hypoallergene Ernährung (siehe Nahrungsmittelallergien)
- Oligoantigene Diät nach Egger: Beginn mit wenigen, erfahrungsgemäß selten Allergien auslösenden Nahrungsmitteln für drei bis vier Wochen, dann schrittweise Zugabe und Austestung weiterer Nahrungsmittel (entsprechend Suchdiät bei Allergieverdacht)
- Versuchsweise Elimination von Farbstoffen oder Nahrungszusätzen wie Salicylaten oder Benzoat, da die Möglichkeit einer verstärkenden Wirkung solcher Substanzen diskutiert wird
- Versuchsweise phosphatarme oder phosphatreduzierte Ernährung. Jedoch keine Dauerlösung, da ein Teil der phosphathaltigen Nahrungsmittel für eine ausgewogene Ernährung des Kindes wichtig ist
- Kohlenhydratbetonte Mischkost (Aktivierung des Serotoninstoffwechsels. Ungenügende Serotoninaktivität wird mit Verhaltensauffälligkeiten in Zusammenhang gebracht). Jedoch keine reinen Mono- und Disaccharide in großen Mengen wegen möglicher Probleme durch eine reaktive Hypoglykämie

Für keine der (versuchsweise) praktizierten diätetischen Maßnahmen ist eine Wirksamkeit eindeutig nachgewiesen, sofern nicht eine echte Allergie vorliegt. Erfolge in der Behandlung beruhen im allgemeinen auf einer Kombination mehrerer unterschiedlicher Therapiemaßnahmen, zu denen bei einem Teil der Kinder auch die Beachtung bestimmter Ernährungsaspekte oder Nahrungsfaktoren gehören kann.

Hyperkinetisches Syndrom

25

26 Hyperlipoproteinämie*

- Typ I: familiäre Hyperchylomikronämie
- Typ IIa/b: familiäre Hypercholesterinämie
- Typ III: familiäre Dysbetalipoproteinämie (Broad Beta Disease)
- Typ IV: familiäre Hypertriglyzeridämie (VLDL erhöht, LDL normal, HDL erniedrigt)
- Typ V: familiäre Hypertriglyzeridämie (VLDL und Chylomikronen erhöht)

Definition

Fettstoffwechselstörungen mit unterschiedlichen, charakteristischen Abweichungen in den Lipoproteinmustern

Ursachen und Entstehung

Autosomal-rezessive oder autosomal-dominante erbliche Formen (Ausnahme Typ V) – Enzymdefekte oder andere Anomalien im Fettstoffwechsel

---

* Bei verschiedenen Erkrankungen von Bauchspeicheldrüse, Leber, Nieren und Schilddrüse, bei Übergewicht sowie nach Einnahme bestimmter Arzneimittel kommt es zu sekundären Hyperlipoproteinämien. Hier steht die Therapie der Primärerkrankung im Vordergrund. Im übrigen gelten die Grundsätze einer ausgewogenen, jedoch fettmodifizierten Ernährung.

Krankheitsbild

Manifestation im Kindes- oder Jugendlichenalter: Typ I, Typ IIa/b, (Typ III, Typ V)

- Typ I (selten): Frühzeitig eruptive Xanthome – Hepatosplenomegalie – abdominelle Koliken – Lipoproteinmuster Typ I – extrem hohe Chylomikronenwerte
- Typ IIa/b (homozygote Form selten, heterozygote häufig): Stark erhöhte Cholesterinwerte (mit mäßig erhöhten Triglyceriden beim Typ IIb) – Xanthome an den Achilles- und Patellarsehnen und tuberöse Hautxanthome – Arcus lipoides der Hornhaut bereits in jungen Jahren – frühe Entwicklung arteriosklerotischer Veränderungen in Abhängigkeit von der LDL-Konzentration
- Typ III: Erhöhte Cholesterin- und Triglyceridwerte – Hautxanthome und Arteriosklerose, auch in den peripheren Gefäßen – häufig gestörte Glucosetoleranz und Hyperurikämie – Manifestation frühestens im Jugendlichenalter
- Typ V: Stark erhöhte Triglyceride und mäßig erhöhtes Cholesterin – Lipoproteinmuster Typ V – eruptive Xanthome – anfallsweise abdominelle Schmerzen – Lipaemia retinalis (Verfärbung der Netzhautgefäße) – pathologische Glucosetoleranz und Neigung zu Hyperurikämie – frühzeitige Arterioskleroseentwicklung begünstigt – Manifestation frühestens im Jugendlichenalter

Hyperlipoproteinämie

26

Diätetische Behandlung

Prinzip

Beeinflussung der einzelnen Parameter des Lipoproteinstoffwechsels und Berücksichtigung eventueller Begleiterkrankungen

Maßnahmen

- Grundsätzlich Verabreichung einer kalorisch angepaßten, fettreduzierten und -modifizierten, ballaststoffreichen Mischkost – bei Übergewicht oder entsprechender Neigung Einschränkung der Energiezufuhr
- Im allgemeinen folgende Zusammensetzung der Energiezufuhr:
  - Kohlenhydrate 50 bis 60%
  - Eiweiß 10 bis 20%
  - Fett unter 30% (jeweils ein Drittel gesättigte, einfach ungesättigte und mehrfach ungesättigte Fettsäuren)
- Möglich sind zusätzlich Ballaststoffkonzentrate, die den Cholesterinspiegel beeinflussen können (Haferkleie, Pektin, Guar), Anwendung immer mit einer großen Flüssigkeitsmenge!
- Spezielle Aspekte:
  - Typ I: Fettreduktion auf etwa 15% der Energiezufuhr, bei Verwendung von MCT-Fetten bis zu 25%
  - Typ IIa/b und Typ III: Cholesterinzufuhr unter 300 mg pro Tag, Verwendung von Speisefetten mit hohem Anteil an mehrfach ungesättigten Fettsäuren (pflanzlichen Fetten und Ölen) – weitgehende Einschränkung tierischer Fette (nur mageres Fleisch) – beim Typ IIb und Typ III Fisch als wichtiger Bestandteil des Speiseplanes (Omega-3-Fettsäuren) – niedermolekulare Kohlenhydrate (Zucker, Süßigkeiten,

gezuckerte Speisen und Getränke) weitgehend meiden
– Typ V: Einschränkung der niedermolekularen und Betonung der ballaststoffreichen Kohlenhydrate – Fettmodifizierung insbesondere unter Berücksichtigung der Omega-3-Fettsäuren (eventuell auch Supplemente)

Hyperlipo-
proteinämie

26

27 Hyperprolinämie

Definition

Störung im Prolinabbau mit erhöhter Prolinkonzentration im Plasma und vermehrter Ausscheidung insbesondere von Iminoglycin

Ursachen und Entstehung

Angeborener Defekt im Enzymsystem des Prolinstoffwechsels:
- Typ I: Defekt der Prolinoxidase
- Typ II: Defekt der Pyrrolin-5-carboxylsäure-Dehydrogenase

Krankheitsbild

- Typ I: wahrscheinlich ohne klinische Bedeutung – jedoch werden mögliche Beziehungen zum Alport-Syndrom (Trias: chronische interstitielle Nephritis, Innenohrschwerhörigkeit, Augenfehlbildungen) diskutiert.
- Typ II: psychische Retardierung und Krämpfe

Diätetische Behandlung

Maßnahmen

Sie sind nur beim Typ II erforderlich: Verabreichung einer möglichst prolinarmen Kost, das heißt eiweißarme Ernährung und Verwendung prolinfreier Aminosäurengemische

28 Hypertrophische Pylorusstenose

Definition

Hypertrophie der Pylorusmuskulatur mit spastischer Verengung

Ursachen und Entstehung

Unklar – genetische Disposition – Vorkommen bei Jungen und Mädchen im Verhältnis 5 : 1

Krankheitsbild

Beginn der Symptomatik gehäuft in der dritten bis vierten Lebenswoche – schwallartiges, nichtgalliges Erbrechen bald nach jeder Mahlzeit – sichtbare Magenperistaltik – verdickte Pylorusmuskulatur tastbar – charakteristischer gequälter Gesichtsausdruck des Kindes – seltene und geringe Stühle (Pseudoobstipation und Hungerstühle) – Gewichtsabnahme, Dehydratation und Dystrophie – Gefahr der hypochlorämischen, hypokaliämischen Alkalose – unbehandelt bis zu Exsikkose, Atemstörungen und Bewußtseinstrübung (Coma pyloricum)

☞ Frühzeitige operative Behandlung ist immer anzustreben.

Diätetische Behandlung

Prinzip

Berücksichtigung des verengten Magenausgangs

Maßnahmen bis zur Operation

- Ausgleich der Flüssigkeits- und Elektrolytverluste, parenteral, bei leichteren Fällen auch als orale Glucose-Elektrolyt-Lösung
- Falls möglich, Verabreichung einer hochkalorischen, flüssigen Kost (möglichst geringes Volumen), verteilt auf zehn bis zwölf Mahlzeiten pro Tag
- Nach dem operativen Eingriff kann parallel zur Dauerinfusion vorsichtig mit der oralen Flüssigkeitszufuhr begonnen werden, sobald die Kinder aus der Narkose erwacht sind. Bei Erbrechen erneute vorübergehende Pause
- In leichteren Fällen Versuch einer konservativen Therapie mit häufigen kleinen Mahlzeiten, Hochlagerung des Kindes und medikamentöser Begleittherapie (Sedativa, Spasmolytika), da die Symptomatik nach dem dritten Lebensmonat spontan verschwindet

29 Hypoglykämie (Kindliche Hypoglykämie)

- Ketotische Hypoglykämie (Typ Colle-Ulstrom)
- Hyperinsulinismus-bedingte Hypoglykämie
- Leucin-induzierte Form

Definition

Fehlregulation im Kohlenhydratstoffwechsel mit Blutzuckerwerten unter 40 mg%, in der Neugeborenenperiode unter 30 mg%

Ursachen und Entstehung

- Ketotische Form: wahrscheinlich Störung in der Feinregulation des Kohlenhydratstoffwechsels
- Hyperinsulinismusform: autosomal-rezessive Vererbung – wahrscheinlich Dysregulation der B-Zellen
- Leucin-induzierte Form: starke Insulinfreisetzung durch Leucin im Rahmen normaler Eiweißzufuhr

Krankheitsbild

- Allgemein: beim jungen Säugling Apathie oder Unruhe mit Schreien und Krampfen, Zittern, Atemstörungen – beim älteren Kind Blässe, Übelkeit, Schwäche, Schwitzen, Zittern, Schwindel und gegebenenfalls Krampfanfälle, auch Kopf- und Bauchschmerzen
- Ketotische Form: ausgeprägte Ketonämie und Ketonurie, Vorkommen gehäuft zwischen dem zweiten und dem fünften Lebensjahr und im Zusammenhang mit mangelnder Nahrungsaufnahme und Krankheit

Hypoglykämie

29

- Hyperinsulinismusform: Hypoketonämie – erhebliche zerebrale Symptome – Beginn teilweise bereits einige Stunden nach der Geburt
- Leucin-induzierte Form: Symptome praktisch nur postprandial
- Differentialdiagnosen: Glykogenosen, Fructoseintoleranz, Fructose-1,6-Disphosphatasemangel und andere Erkrankungen

---

Diätetische Behandlung

Prinzip

Berücksichtigung der labilen Blutzuckerregulation

Maßnahmen

- Im akuten hypoglykämischen Zustand Gabe von Traubenzucker(-lösung) oder süßem Tee, im fortgeschrittenen Stadium und beim jungen Säugling eventuell auch Glucoselösung i.v.
- Vorbeugend eine gleichmäßig über den Tag verteilte Nahrungsaufnahme, längere Nüchternperioden sind zu vermeiden
- Proteinbetonte Ernährung beim kleinen Kind, beim älteren Kind hoher Anteil an langsam resorbierbaren Kohlenhydraten. Leicht resorbierbare Kohlenhydrate nur in kleinen Mengen und nicht separat (Ausnahme: akuter hypoglykämischer Zustand)
- Bei der Leucin-induzierten Hypoglykämie Eiweißbeschränkung unter Verwendung biologisch hochwertigen Proteins

30 Isovalerianazidämie (IV)

Definition

Erhöhung der Isovaleriansäurekonzentration in Serum und Urin

Ursachen und Entstehung

Störung im Leucinabbau (Isovaleryl-CoA-Dehydrogenase)

Krankheitsbild

- Allgemein: typischer Geruch des Patienten nach Schweißfüßen oder Käse – erhöhte Infektanfälligkeit
- Akute neonatale Form: Erbrechen, Lethargie und hochgradige Ketoazidose mit progredientem und vielfach letalem Verlauf
- Chronisch-intermittierende Form: ketoazidotische Phasen erst im Verlauf des ersten Lebensjahres insbesondere während Infektionen oder nach hoher Proteinaufnahme – Frequenz nimmt mit zunehmendem Alter ab – Patienten entwickeln Aversion gegen große Proteinmengen – etwa 70% der Patienten entwickeln sich normal, die übrigen sind psychomotorisch und geistig retardiert

Diätetische Behandlung

Prinzip

Leucinarme Ernährung

Isovalerianazidämie

30

Maßnahmen

- Verabreichung einer eiweißreduzierten Kost unter Verwendung hochwertigen Proteins (Säugling und Kleinkind: unter 1,5 bis 2,0 g/kg Körpergewicht täglich. Älteres Kind: unter 1 g/kg Körpergewicht täglich)
- Gezielte Reduktion des Leucinanteils durch Verwendung leucinfreier Aminosäurengemische (Mindestmenge Leucin für den jungen Säugling: zu Beginn 50 mg/kg Körpergewicht täglich, Steigerung unter Kontrolle der Isovaleriansäureausscheidung)
- Glycinsubstitution (zusätzlich zirka 250 mg/kg Körpergewicht täglich) zum „Abfangen" der Isovaleriansäure

31 Kongenitale Laktatazidose

Definition

Anhäufung von Milchsäure im Blut aufgrund eines Pyruvat-
dehydrogenasemangels

Ursachen und Entstehung

Angeborener Defekt – Störungen im Enzymkomplex der
Pyruvatdehydrogenase mit unterschiedlicher Restaktivität

Krankheitsbild

Ausgeprägte Erhöhung der Lactatkonzentration im Blut,
teilweise mit gleichzeitiger Pyruvat- und Alaninerhöhung –
klinisches Bild je nach Schweregrad der Erkrankung – Restaktivität unter 15%: schwere Laktazidämie mit schwersten
neurologischen Symptomen wie Ataxie, Muskelhypotonie,
Krampfanfällen, mangelnder Reaktion auf visuelle und
akustische Reize, zerebralen Defekten und geistiger Retardierung, nicht selten tödlicher Verlauf in den ersten Lebensmonaten – Restaktivität 20 bis 35%: leichtere Symptome mit
Ataxie und Neuropathien und insgesamt späteres Auftreten
der neurologischen Symptomatik – Restaktivität 35 bis 50%:
leichter Verlauf mit nur geringer Beeinträchtigung möglich

Diätetische Behandlung

Prinzip

Berücksichtigung der Störung im Kohlenhydratstoffwechsel

Maßnahmen

- Verabreichung einer kohlenhydratarmen, fettreichen Ernährung
- Versuchsweise pharmakologische Dosen Vitamin B_1 (Thiamin ist ein Cofaktor des Enzymkomplexes)
- Ausgeprägte Laktatazidosen benötigen eine permanente (medikamentöse) Pufferung.

32 Krebserkrankungen (Onkologische Erkrankungen)

Formen

- Maligne Tumoren
- Leukämien

Krankheitsbild

Vielfältig je nach Art und Lokalisation der Erkrankung sowie in Abhängigkeit von den therapeutischen Maßnahmen. Ernährungsbezogene Symptomatik: Appetitlosigkeit, Übelkeit, Erbrechen, Durchfälle – Änderung des Geschmacksempfindens – verminderte Nährstoffausnutzung, erhöhter Nährstoff- und Flüssigkeitsbedarf – Gefahr der Entwicklung einer Protein-Energie-Malnutrition – Abmagerung bis zur Kachexie – Wachstums- und Entwicklungsverzögerungen

Diätetische Behandlung

Prinzip

Berücksichtigung von Grunderkrankung und Therapiemaßnahmen. Ausgleich der Flüssigkeits- und Nährstoffverluste und Optimierung der Nährstoffzufuhr

Maßnahmen

- Grundsätzlich altersgemäße hochkalorische vielseitige Wunschkost und hohe Flüssigkeitszufuhr. Verteilung der Nahrung auf häufige kleine Mahlzeiten.

Fleischaversionen erfahrungsgemäß zunächst gegen Rind- und Schweinefleisch, später gegen Geflügel, zuletzt gegen Eier und Milchprodukte

 Spezielle „Krebsdiäten" gibt es nicht!

- Bei ungenügender Nahrungsaufnahme und/oder mangelhafter Resorption (krankheits- oder therapiebedingter Schädigung der Darmmukosa) empfiehlt sich die Ergänzung mit (kindgerechten) Formeldiäten oder Nährstoffkonzentraten, gegebenenfalls auch die Verwendung von MCT-Fetten.

- Bei ausgeprägter Anorexie, erheblichen Störungen im Gastrointestinalbereich einschließlich Schluckstörungen und Fisteln in Ösophagus oder Magen sowie zur Langzeiternährung bei Problemfällen ist die Zufuhr vollbilanzierter, falls möglich auch fettreicher Formeldiäten – gegebenenfalls per Sonde – indiziert.

- Eine parenterale Ernährung ist immer dann erforderlich,
  - wenn Nährlösungen und Nahrung per Sonde nicht toleriert werden oder
  - ein vorhandener erheblicher Energie- oder Nährstoffmangel korrigiert werden muß oder
  - katabole Therapiestrategien eine entsprechende supportive Ernährungstherapie erforderlich machen (gegebenenfalls auch als gemischt parenterale/enterale Ernährung).

- Übelkeit und Erbrechen müssen immer auch medikamentös beeinflußt werden, das gleiche gilt für eine Reihe von krankheits- oder therapiebedingten Stoffwechselveränderungen.

33 Lactasemangelsyndrom (Lactoseintoleranz, Milchzuckerunverträglichkeit)

Definition

Durch reduzierte Lactaseaktivität oder fehlende Lactase hervorgerufene Resorptionsstörung des Dünndarms

Ursachen und Entstehung

- Primäre Lactoseintoleranz: angeboren
- Sekundäre/erworbene Lactoseintoleranz: Vorkommen bei allen diffusen Darmerkrankungen wie schweren Enteritiden, viralen und bakteriellen Infekten, Zöliakie, Kuhmilchallergie, ausgedehntem Morbus Crohn, irritablem Kolon, Mukoviszidose und häufig postoperativ

Krankheitsbild

Abdominelle Beschwerden mit Druckgefühl, Blähungen, Koliken und sauer riechenden Stühlen nach Aufnahme von Milchzucker oder milchzuckerhaltigen Nahrungsmitteln – Gedeihstörung unterschiedlichen Ausmaßes – histologische Veränderungen der Darmschleimhaut – teilweise Abschwächen der Symptome mit zunehmendem Alter oder mit Besserung der Primärerkrankung – nach längerer Karenz wieder bessere Verträglichkeit aufgrund der Regeneration der Darmschleimhaut

Diätetische Behandlung

Prinzip

Ausschalten der auslösenden Noxe Milchzucker

Maßnahmen

- Verwendung von lactosefreien Milchersatzprodukten beziehungsweise bei Bedarf auch von lactosefreien Formeldiäten
- In der normalen Ernährung des älteren Kindes Verzehr von Milch und Milchprodukten einschränken oder ganz meiden (Milch, Milchgetränke, Joghurt, Eis möglichst meiden, verschiedene Käsesorten sind möglich)
- Die Verwendung eines Lactasepräparates ermöglicht die Zufuhr normaler Mengen der für die Ernährung des Kindes wichtigen Milch und Milchprodukte. Dosierung und Wirksamkeit des Präparates sind abhängig vom Ausmaß der Erkrankung und der Art der Milchzuckerzufuhr und müssen ausgetestet werden.
- Bei älteren Kindern und nach einer symptomfreien Zeit versuchsweise erneute Milchzuckerzufuhr – auch ohne Lactase (milchsaure Produkte werden vielfach besser vertragen als normale)
- Bei andauernder milcharmer oder milchfreier Ernährung ist eine medikamentöse Calciumsubstitution erforderlich.

☞ Vorsicht mit Arzneimitteln, die Lactose als Füllsubstanz enthalten (weit verbreitet)

34 Lesch-Nyhan-Syndrom (Kongenitale Hyperurikämie)

Definition

Exzessiv erhöhte Konzentration von Harnsäure und der Vorstufe Hypoxanthin in Serum und Urin

Ursachen und Entstehung

X-chromosomal-rezessive Vererbung – Mangel oder Fehlen der Hypoxanthin-Guanin-Phosphoribosyltransferase

Krankheitsbild

Exzessiv erhöhte Harnsäurebildung und -ausscheidung (über 1000 mg pro Tag) mit Gichtarthritis, Gichttophi und Gichtniere – zentralnervöse und neurologische Störungen (geistige Retardierung und psychomotorische Verlangsamung) – typische Neigung zur Selbstverstümmelung (Beißen der Lippen und Finger) – Blutbildveränderungen – mit zunehmendem Alter erhebliche Bildung von Harnsäuresteinen

---

Diätetische Behandlung

Maßnahmen

Nur rein symptomatisch: Verabreichung großer Flüssigkeitsmengen, über Tag und Nacht verteilt, Verwendung alkalisierender Mineralwässer und Zitrussäfte

 Medikamentöse Behandlung mit Allopurinol, keine Urikosurika!

---

35 Megacolon congenitum* (Morbus Hirschsprung)

Definition

Angeborene Störung der Stuhlentleerung mit Dilatation einzelner Kolonabschnitte

Ursachen und Entstehung

Angeborener Mangel an Ganglienzellen im Meißner- und Auerbach-Plexus (Plexus submucosus und myentericus) – Befall: 90% Rektum und Sigma, 4% gesamtes Kolon – Jungen viermal häufiger betroffen als Mädchen

Krankheitsbild

Aufgetriebenes Abdomen – hochgradige Obstipation – teilweise plötzlich auftretende Durchfälle (paradoxe Diarrhöen) – erhöhte, sichtbare Darmperistaltik – Erbrechen – Gedeihstörungen und Störungen des Allgemeinzustandes – Zeitpunkt der Operation richtet sich nach dem Ausmaß der Symptome und dem Alter des Kindes

---

* Beim idiopathischen Megakolon handelt es sich um eine erworbene Kolondilatation bis zum Anus. Ursache ist vielfach eine psychogene Obstipation. Die Therapie erfolgt im allgemeinen konservativ (Behandlung der Obstipation und psychologische Betreuung).

Diätetische Behandlung

Prinzip

Berücksichtigung der Kolonbeschaffenheit und des Gesamtzustandes

Maßnahmen bis zum operativen Eingriff

- Verabreichung einer ballaststofffreien Kost auch an das ältere Kind. Verwendung von entsprechenden Milchen und Formeldiäten unter Beachtung des kindlichen Nährstoffbedarfs
- Verabreichung leicht laxierender (flüssiger) Nahrungsmittel (Fruchtsäfte, Malzsuppen, Lactulose, Lactose)

☞ Eine Behandlung der Obstipation mit ballaststoffreicher Kost ist streng kontraindiziert. Vorsicht bei Verdacht auf Ileus!

Megacolon congenitum

35

36 Methylmalonazidurie (Methylmalonazidämie)

Definition

Anhäufung von Methylmalonsäure in Blut und Urin

Ursachen und Entstehung

Angeborener Defekt der Methylmalonyl-CoA-Mutase, der zu Störungen im Abbau des Methylmalonyl-CoA führt – bislang vier verschiedene Formen bekannt, davon eine direkt Vitamin-B_{12}-abhängig

Krankheitsbild

Ausgeprägte Ketoazidosen – bei Infektionen oder unter hoher Eiweißzufuhr schwerste ketoazidotische Krisen – stark erhöhte bis extrem hohe Methylmalonsäuremengen in Plasma und Urin – Hyperglyzinämie und Hyperglyzinurie – Hyperammonämie – Laktazidämie – Hypoglykämie – Wachstumsstörungen, neurologische Störungen, Infektanfälligkeit, mentale Retardierung – Ähnlichkeiten im Krankheitsbild mit der Propionazidämie – normale Entwicklung von Patienten mit Vitamin-B_{12}-abhängiger Form unter entsprechend hoch dosierter Supplementierung

Diätetische Behandlung

Prinzip

Berücksichtigung von Art und Ausmaß des Enzymdefektes

Maßnahmen

- Es sollte eine eiweißarme Kost unter Verwendung von Aminosäurengemischen, die kein Isoleucin, Valin, Methionin und Threonin enthalten (Methylmalon-CoA-Vorstufen), gegeben werden.
- Die tolerierbaren Mengen an Methylmalon-CoA-Vorstufen müssen individuell ausgetestet werden.
- Der Erfolg einer Diät läßt sich oftmals durch Hemmung der bakteriellen Proprionatproduktion im Darm mit bestimmten Antibiotika steigern.
- Bei der Vitamin-B_{12}-abhängigen Form ist eine leichte Einschränkung der Proteinzufuhr sinnvoll. Die Haupttherapie besteht jedoch in der medikamentösen Verabreichung von Vitamin B_{12} (täglich 10 mg oral).

Methylmalonazidurie

36

37 Morbus Crohn (Enteritis regionalis)

Definition

Unspezifische, chronisch oder in Schüben verlaufende entzündliche Erkrankung des gesamten Gastrointestinaltraktes mit Neigung zu Stenosen, Fisteln und Ulzerationen

Ursachen und Entstehung

Unklar – multifaktorielle Genese wird angenommen – als Nahrungsfaktoren werden diskutiert: raffinierte Kohlenhydrate, ballaststoffarme Ernährung, hydrierte Fette – familiär gehäuftes Vorkommen

Krankheitsbild

Abdominelle Beschwerden (Durchfälle, Bauchschmerzen) – Fistelbildung (enterokutane, anale und rektovaginale) – Fieberschübe – extraintestinale Symptome wie Gelenkbeschwerden, Exantheme, Uveitis, Leberbeteiligung – im Kindesalter Appetitlosigkeit und Wachstumsstillstand (Frühsymptom!) – Laborbefunde: Erhöhung der Blutkörperchensenkung, Eisenmangelanämie, Thrombozytose – Gewichtsabnahme und Nährstoffmangel (speziell Eisen, Folsäure, Vitamin B_{12}, Zink) durch verminderte Nahrungsaufnahme und verschlechterte Resorption – diagnostisch charakteristisch: histologisch nachweisbare Epitheloidzellgranulome, die mit zunehmender Krankheitsdauer abnehmen – wichtige Differentialdiagnose bei Befall des Dickdarms: Colitis ulcerosa

Diätetische Behandlung

Prinzip

Beeinflussung der Beschwerden und Ausgleich des Nährstoffmangels unter Berücksichtigung des Krankheitsstadiums

Maßnahmen

- Akuter Schub:
  - Enterale Zufuhr (eventuell auch per Sonde) von semielementaren Diäten, nährstoffdefinierten Diäten oder niedermolekularen, ballaststofffreien Oligopeptiddiäten
  - Parenterale Nährstoff- und Flüssigkeitszufuhr in schweren Fällen (Ruhigstellung des Darms, Förderung von Fistelverschlüssen) sowie bei Kindern mit erheblichen Wachstums- und Reifestörungen
- Remissionsphasen:
  - Vielseitige, gut verträgliche normale Kost in mehreren kleineren Mahlzeiten
  - Bei Unterernährung oder Gedeihstörungen Ergänzung der normalen Ernährung mit Formeldiäten oder Nährstoffkonzentraten
  - Versuchsweise weitgehende Einschränkung stark verfeinerter Kohlenhydrate (Zucker, Weißmehl, Süßigkeiten, Süßspeisen)
  - Bei sicher auszuschließenden Stenosen und Fisteln ballaststoffreiche Ernährung

Morbus Crohn

37

- – Versuchsweise Ausschluß bestimmter Lebensmittel, die häufig als beschwerdeauslösend genannt werden: Milch und Milchprodukte, Bananen, Orangen, Karotten, Weizen, Bäckerhefe. Stets die individuelle Toleranz austesten!
- – Bei Verdacht auf Lactoseintoleranz: keine Milch und Milchprodukte beziehungsweise Verwendung eines Lactasepräparates
- – Bei Steatorrhö: Verabreichung einer fettarmen Kost unter Verwendung von MCT-Fetten
- Versuchsweise orale Verabreichung von Omega-3-Fettsäuren (Fischölen)
- In der akuten Phase der Krankheit (und teilweise auch dauerhaft) ist neben den Ernährungsmaßnahmen immer eine individuell abgestimmte medikamentöse Therapie erforderlich!

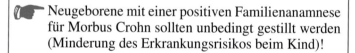

Neugeborene mit einer positiven Familienanamnese für Morbus Crohn sollten unbedingt gestillt werden (Minderung des Erkrankungsrisikos beim Kind)!

38 Morbus Wilson (Kupferspeicherkrankheit)

Definition

Störungen im Kupferstoffwechsel mit Kupferakkumulation in Leber und anderen Organen

Ursachen und Entstehung

Autosomal-rezessive Störung der Coeruloplasminsynthese mit nachfolgend erniedrigtem Serumgehalt an gebundenem Kupfer und starker Erhöhung des nicht gebundenen Kupferanteils

Krankheitsbild

Stark erhöhte Kupferausscheidung mit dem Urin – Speicherung des freien Kupfers zunächst in der Leber, nach Überschreiten der Speicherkapazität zusätzlich in Gehirn, Niere und Kornea – Art und Verlauf der Krankheit je nach Ausmaß und Geschwindigkeit der Kupfereinlagerung:

- Bei vorwiegendem Leberbefall Beginn zwischen dem 6. und dem 12. Lebensjahr, progrediente Leberzirrhose
- Bei der hepatozerebralen Form Beginn meist zwischen dem 14. und dem 25. Lebensjahr mit unterschiedlichen zerebralen Störungen (Pseudoskleroseform Beginn zwischen dem 20. und dem 50. Lebensjahr)

Morbus Wilson

38

Diätetische Behandlung

Prinzip

Neben der medikamentösen Therapie mit kupferbindenden Substanzen, die heute im Vordergrund steht, Kupferaufnahme mit der Nahrung einschränken

Maßnahmen

- Die tägliche Kupferaufnahme sollte nicht mehr als 2 mg betragen (Kupfergehalt des Leitungswassers beachten!).
- Eine streng kupferarme Ernährung ist unter medikamentöser Therapie nicht erforderlich. Kupferreiche Nahrungsmittel (z. B. Schokolade, Kakao, Pilze, Nüsse, Schalentiere, Leber) sollten jedoch vermieden werden.
- Bei der heute üblichen medikamentösen Behandlung mit Penicillamin oder mit Chelatbildnern empfiehlt sich die Substitution mit Spurenelementen (Zink!) und Vitamin B_6 (5 bis 10 mg Pyridoxin pro Tag).
- Versuch mit einer gezielten oralen Zinkzufuhr (dreimal 100 bis 300 mg Zinksulfat pro Tag) zur Hemmung der intestinalen Kupferabsorption

39 Mukoviszidose (Zystische Fibrose, CF)

Definition

Dysfunktion der exokrinen Drüsen (Pankreas, Bronchial- und Schweißdrüsen) mit erhöhter Viskosität der Sekrete, nachfolgender Verstopfung der abführenden Gänge und zystisch-fibrotischen Gewebeveränderungen

Ursachen und Entstehung

Autosomal-rezessive Vererbung – Defekt im Chlorid- und Natriumionen-Transportmechanismus (wahrscheinlich Störung in der Membranpermeabilität für Chlorid- und Natriumionen)

Krankheitsbild

Im Frühstadium sehr variables klinisches Bild – Säuglinge: Mekoniumileus bei 5 bis 10% der Neugeborenen mit Mukoviszidose, häufiger Durchfälle, Neigung zu Dehydratation, Gedeihstörungen – später aufgrund der exokrinen Pankreasinsuffizienz hartnäckige Durchfälle mit fettigen und faulig riechenden Stühlen, Gedeihstörungen mit Wachstumsverzögerung, Hypoproteinämie und Anämie – Entwicklung der pulmonalen Komplikationen mit chronischer Bronchitis und rezidivierenden Bronchopneumonien bis zum Cor pulmonale – erhöhter Salzbedarf aufgrund der Elektrolytverluste durch den Schweiß – Komplikationen: intestinale Obstruktionen, Rektumprolaps, biliäre Abflußbehinderungen, Leberzirrhose, Hypovitaminosen der fettlöslichen Vitamine – hohes Risiko für Diabetes mellitus

Diätetische Behandlung

Prinzip

Berücksichtigung der Verdauungsinsuffizienz, Einstellen auf die mögliche Enzymsubstitution

Maßnahmen

- Säuglinge so lange wie möglich voll stillen (Mütter mit Mukoviszidose sollten ihre Kinder normalerweise nicht stillen!), Ergänzung/alleinige Verwendung von Hydrolysatmilch oder semielementarer Diät bei Bedarf, immer Supplementierung kleiner Mengen Pankreatin zu jeder Mahlzeit
- Kleinkinder und ältere Kinder benötigen eine altersgemäße, jedoch leicht verdauliche fettmodifizierte Kost, Jugendliche im wesentlichen eine leichte Vollkost. Nahrungsmittel mit einer hohen Energiedichte sind zu bevorzugen, die Verwendung entsprechender industrieller Zusatznahrungen kann sinnvoll sein.
- Die Fettzufuhr richtet sich nach dem Ausmaß der Steatorrhö und der möglichen Enzymsubstitution: Neben der (teilweisen) Verwendung von MCT-Fetten muß auf eine ausreichende Zufuhr essentieller Fettsäuren geachtet werden (Linolsäure!), diskutiert wird auch die positive Wirkung der Omega-3-Fettsäuren, die zweckmäßigerweise jedoch in Kapselform zugeführt werden.

- Grundsätzlich gilt für Mukoviszidosepatienten:
  - Pankreasenzymsubstitution bei jeder Mahlzeit
  - Energiebedarf bis zum 1,5fachen erhöht
  - Proteinbedarf erheblich erhöht, insbesondere bei Kindern (hier eventuell Verwendung von Proteinhydrolysaten)
  - Fettzufuhr siehe oben
  - Vitaminsubstitution, insbesondere der fettlöslichen Vitamine, ist erforderlich, zweckmäßig ist ein Multivitaminpräparat in zwei- bis dreifacher Normaldosierung.
  - Spurenelemente sollten in mäßigen Mengen, jedoch regelmäßig supplementiert werden, da sie von Mukoviszidosepatienten schlecht resorbiert werden (Eisen!).
  - Kochsalz sollte insbesondere bei Hitze, Fieber oder körperlicher Anstrengung ergänzt werden.

 Bei den heutigen Möglichkeiten der Enzym- und Nährstoffsubstitution können Ernährungsmaßnahmen in stärkerem Maße als früher die individuellen Vorlieben des Patienten mit einbeziehen.

Mukoviszidose

39

40 Nahrungsmittelallergien

Definition

Immunologisch ausgelöste Überempfindlichkeitsreaktionen gegenüber Nahrungsmitteln beziehungsweise einzelnen ihrer Bestandteile

Ursachen und Entstehung

Genetische Disposition – Antigen-Antikörper-vermittelte Immunreaktionen mit Freisetzung vasoaktiver Mediatorsubstanzen (Histamin und andere) – häufig IgE-vermittelte Reaktionen vom Soforttyp (Typ I) – keine scharfe Abgrenzung gegenüber den Typen II bis VI (Charakterisierung der Typen aufgrund unterschiedlicher Pathomechanismen).

Multifaktorielle Auslösung: Das Allergen wirkt teilweise erst in Kombination mit einem anderen Allergen, einer anderen Substanz oder bei gleichzeitiger Einwirkung physikalischer, psychischer oder stoffwechselbedingter Einflüsse. Allergiehäufigkeit auf einzelne Nahrungsmittel abhängig von Alter und Ernährungsgewohnheiten:

- Säuglinge und Kleinkinder: bevorzugt Kuhmilcheiweiß, Sojaeiweiß, später auch Hühnereiweiß
- Ältere Kinder und Jugendliche: zusätzlich Fisch, Nüsse/Samen, Getreideprodukte, Gewürze, verschiedene Obst- und Gemüsearten

Im Prinzip kann jedes Nahrungsmittel eine Allergie auslösen!

Krankheitsbild

Am häufigsten gastrointestinale Reaktionen, aber auch Hautveränderungen und Erkrankungen der Atemwege, selten andere Symptome

- Gastrointestinaltrakt: Übelkeit, Erbrechen, Durchfall, Obstipation, Blähungen, Bauchschmerzen, Gedeihstörungen
- Haut: Juckreiz, Nesselsucht, Ekzeme, Exantheme, Quincke-Ödem
- Atemwege: Rhinokonjunktivitis, Asthma bronchiale, Husten, Kehlkopfschwellung
- Andere Symptome: Kopfschmerzen, Migräne, Fieber, schockartige Symptome, Verhaltensauffälligkeiten.

Wichtigste Differentialdiagnosen: pseudoallergische Reaktionen und unspezifische Intoleranzerscheinungen (Symptomatik vielfach nicht zu unterscheiden von echter Allergie!)

Diätetische Behandlung

Prinzip

Ausgewogene Ernährung unter Berücksichtigung der Nahrungsmittel oder Nahrungsinhaltsstoffe, die nachweislich Allergien auslösen

Maßnahmen

- Grundlage der Ernährung ist eine altersgemäße vielseitige vollwertige Kost, die alle essentiellen Nährstoffe in ausreichender Menge enthält, jedoch die fraglichen Allergene nach Möglichkeit vermeidet.

Nahrungsmittel-
allergien

40

- Säuglinge und Kleinkinder nur mit Fertignahrung und industriell hergestellter Beikost füttern, deren Zusammensetzung exakt definiert ist und in denen die entsprechenden Allergene nicht enthalten sind (Stillen und Ernährung der Mutter siehe unter „Atopische Disposition")
- Für ältere Kinder und Jugendliche bieten selbsthergestellte Speisen aus klar definierten Bestandteilen grundsätzlich die größte Sicherheit, das jeweilige Allergen zu vermeiden.
- Die Zutatenlisten verpackter Lebensmittel liefern Anhaltspunkte für die vorhandenen Inhaltsstoffe, jedoch keine ausreichende Detailinformation für den Allergiker (z. B. Verwendung von Oberbegriffen wie Gewürze oder Verdickungsmittel).
- Grundsätzlich problematisch für Allergiker sind Fertigprodukte jeglicher Art, Lebensmittelzubereitungen, Gewürz- und Kräutermischungen, Dressings und Saucen.
- Das Allergiepotential insbesondere pflanzlicher Nahrungsmittel ist zum Teil temperaturabhängig (Nahrungsmittel, die roh verzehrt allergische Reaktionen auslösen, werden im gekochten Zustand toleriert). Vollwertkost mit hohem Rohkostanteil ist nur dann für Allergiker geeignet, wenn nachweislich keine Allergie gegen die verwendeten Nahrungsmittel oder Nahrungsmittel aus derselben Pflanzenfamilie besteht.
- Auf versteckte Allergene achten, die durch Fütterung der Tiere oder durch technologische Prozesse in die Nahrungsmittel gelangen können

- Auf Kontamination mit Allergenen bei der Speisenherstellung achten (Küchenhygiene)
- Für gezielte Maßnahmen bei einzelnen Allergien muß auf entsprechende Spezialliteratur verwiesen werden.
- Im Rahmen der Gesamtdiagnostik einer Nahrungsmittelallergie spielen diätetische Testmethoden eine wichtige Rolle. Prinzipiell in Frage kommen Eliminationsdiät, Provokationsdiät, oligoallergene Basisdiät und einzelne orale Provokationen.

☞ Prinzip und Maßnahmen der diätetischen Behandlung und der Austestung gelten im wesentlichen auch für Pseudoallergien und sonstige Intoleranzerscheinungen auf Nahrungsmittel!

Nahrungsmittel-
allergien

40

41 Nephrotisches Syndrom

Definition

Ausgeprägte Proteinurie mit erniedrigten Serumalbumin-konzentrationen

Ursachen und Entstehung

Vermehrte Durchlässigkeit glomerulärer Basalmembranen für Eiweiß – familiär gehäuftes Auftreten

Krankheitsbild

Erhebliche Proteinurie und Hypoproteinämie – generalisierte Ödeme – teilweise körperliche Schwäche und Blässe – verminderte Urinausscheidung und gegebenenfalls Gewichtsanstieg – Blutdruck normal (bei Hypertonie Verdacht auf chronische Nephropathie) – sekundäre Hyperlipoproteinämie – unterschiedliches Ansprechen auf Corticosteroidtherapie

Diätetische Behandlung

Prinzip

Berücksichtigung der Ödembildung und der Hypoproteinämie

Maßnahmen

- Strikte bis mäßige Kochsalzreduktion je nach Ausmaß der Ödemneigung (direkte Ödemausschwemmung jedoch über Infusionen und Medikamente)
- Keine erhöhte Eiweißzufuhr (im Gegensatz zu früheren Empfehlungen), da langfristig mit einer Verschlechterung der Nierenfunktion zu rechnen wäre, jedoch gezieltes Einsetzen biologisch hochwertigen Proteins
- Bilanzieren der Flüssigkeitszufuhr

☞ Grundlage der Behandlung ist immer die Prednisontherapie.

Nephrotisches Syndrom

41

42 Neurodermitis (Atopische Dermatitis, Atopisches Ekzem)

Definition

Chronische oder chronisch-rezidivierende, stark juckende, ekzematöse Hauterkrankung

Ursachen und Entstehung

Atopische Disposition – Manifestation durch exogene und endogene Faktoren (Hautreizungen, Allergene, klimatische Einflüsse, Nahrungseinflüsse, psychosomatische und vegetative Belastungen, hormonelle Einflüsse) – familiär gehäuft auftretend

Krankheitsbild

Effloreszenzen unterschiedlicher Art (zunächst urtikariell mit frühzeitiger Schuppung, dann Exsudate mit nachfolgender Krustenbildung) – beim Säugling zunächst bevorzugt an Kopf und Gesicht, später an Oberschenkeln und Oberarmen – ab Kleinkindesalter Extremitäten bevorzugt betroffen mit Betonung der Gelenkbeugen und Handrücken – starker Juckreiz, der zu intensiven nahezu unbeherrschbaren Kratzanfällen mit entsprechenden (blutigen) Kratzspuren führt, sobald das Kind dazu in der Lage ist (etwa ab dem vierten bis fünften Lebensmonat) – bei älteren Kindern und Jugendlichen unterschiedliche Körperpartien betroffen – Hautveränderungen teilweise stark schuppend und mit vergröberten und verdickten Hautpartien – nässende Ekzeme nur bei sehr

starken Schüben – neben dem starken Juckreiz häufig
Unruhe, Hyperaktivität, Schlaflosigkeit, Konzentrationsstörungen, Appetitlosigkeit – Differentialdiagnosen: Dermatitis seborrhoides, andere Dermatitisformen, Psoriasis, Infektionen (teilweise Überschneidungen)

Neurodermitis

42

Diätetische Behandlung

Prinzip

Austestung und Berücksichtigung eventueller
Unverträglichkeiten oder Allergien

Maßnahmen

- Säuglinge mit atopischer Familienanamnese sollten unbedingt gestillt werden (Einzelheiten auch
  zur Ernährung der Mutter siehe unter „Atopische
  Disposition")
- Für den älteren Säugling, für Kinder und Jugendliche gilt: Ernährungsmaßnahmen, die erheblich
  von einer altersgemäßen vollwertigen, vielseiti-
  gen Kost abweichen, dürfen nur auf der Basis
  einer exakten Allergie- oder Unverträglichkeits-
  diagnose durchgeführt werden. Auch jegliche
  Prävention sollte sich ausschließlich auf nach-
  gewiesene Unverträglichkeiten beziehen.
- Zur Austestung von Allergien, pseudoaller-
  gischen Reaktionen oder sonstigen Intoleranzen
  siehe unter „Nahrungsmittelallergien"
- Spezielle Nahrungsmittel, die grundsätzlich für
  Neurodermitiker geeignet oder ungeeignet sind,
  gibt es nicht! Diskutiert wird jedoch die

Bedeutung einzelner Nährstoffe, so der positive Effekt bestimmter n-3- und n-6-Fettsäuren oder die ungünstigen Auswirkungen einer zuckerreichen Ernährung (über die Darmflora).

- Pauschale längerfristig verabreichte Eliminationsdiäten können insbesondere bei Kindern aufgrund der Mangelernährung zu erheblichen Gesundheitsschäden führen!

☞ Der Anteil der Neurodermitiker, bei denen Nahrungsfaktoren eine Rolle spielen, wird auf 30 bis 50% geschätzt.

43 Nichtketotische Hyperglyzinämie

Definition

Erhöhte Glycinkonzentration in den Körperflüssigkeiten

Ursachen und Entstehung

Störung in der Glycindecarboxylierung – autosomal-rezessive Vererbung

Krankheitsbild

Allgemein: hohe Glycinkonzentrationen in Blut und Liquor cerebrospinalis und starke Glycinausscheidung im Urin

- Neonataler Typ: schnell progrediente neurologische Symptomatik mit Krampfanfällen, Schluck- und Atemstörungen, Lethargie und Koma – Tod innerhalb weniger Wochen
- Infantiler Typ: primär verzögerte psychomotorische Entwicklung
- Late-onset-Typ: leichte neurologische Auffälligkeiten im Schul- und Erwachsenenalter

Diätetische Behandlung

Prinzip

Einschränkung der Glycinzufuhr und Hemmung der Glycinwirkung

Maßnahmen

- Glycinreduzierte Ernährung: Diät mit niedrigem Proteinanteil unter Verwendung glycinfreier Aminosäurengemische
- Versuchsweise gezielte Substitution von Methionin, Cholin und Folsäure
- Eventuell Valinreduktion (siehe auch Ahornsirup-Krankheit)

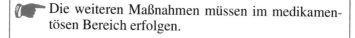 Die weiteren Maßnahmen müssen im medikamentösen Bereich erfolgen.

44 Niereninsuffizienz (Chronische Niereninsuffizienz*)

Definition

Progressive Einschränkung der Nierenfunktion infolge zunehmendem Ausfalls funktionstüchtiger Nephrone – Restfunktion unter 50 bis 25% der Norm

Ursachen und Entstehung

Angeborene Fehlbildungen – entzündliche oder nekrotische Veränderungen der Nieren als Primär- oder Sekundärerkrankungen, insbesondere chronische glomeruläre Nephropathien

Krankheitsbild

Unterschiedlich je nach Stadium:
- Frühphase: Polydipsie und Polyurie, Gedeihstörungen und Minderwuchs, eventuell bereits renale Osteopathie
- Später: verstärkte Wachstums- und Entwicklungsstörungen, Anämie, Infektneigung, Ödeme, Hypertonie – mit fortschreitender Funktionseinschränkung zunehmende Störungen im Flüssigkeits-, Elektrolyt- und Säure-Basen-Haushalt sowie im Calcium-, Phosphor- und Vitamin-D-Stoffwechsel (Hyperphosphatämie!)
- Mit fortschreitender Erkrankung: Wasser- und Elektrolytretention, Glucoseverwertungsstörung mit Hyperin-

Niereninsuffizienz

44

---

* Bei der akuten Niereninsuffizienz sind diätetische Maßnahmen von untergeordneter Bedeutung.

sulinismus, Hypertriglyzeridämie mit Verschiebung im gesamten Lipoproteinmuster
- Weitere Symptome: Übelkeit, Erbrechen, Durchfälle, Kopfschmerzen, Polyneuropathien
- Einteilung der Stadien in der Praxis nach Serumkreatiningehalt:

> I = beginnende Niereninsuffizienz: Serumkreatinin unter 3 mg/dl (beim Säugling bereits ab 1 mg/dl)
>
> II = leichte Niereninsuffizienz: Serumkreatinin 3 bis 6 mg/dl
>
> III = fortgeschrittene Niereninsuffizienz: Serumkreatinin über 6 mg/dl
>
> IV = Dauerdialyse: Serumkreatinin über 10 mg/dl

Diätetische Behandlung

Prinzip

Berücksichtigung der verbleibenden Nierenfunktion und Gewährleistung von altersgemäßem Wachstum und Gedeihen

Maßnahmen

Sie richten sich im einzelnen nach dem Stadium der Erkrankung:
- Flüssigkeitsbilanzierung anhand der Ausscheidung – Beginn durchweg ab Stadium II (leichte Niereninsuffizienz)
- Energiezufuhr in jedem Krankheitsstadium und in jedem Alter entsprechend den allgemeinen Empfehlungen. Die Supplementierung mit Kohlen-

hydratkonzentraten (Maltodextrinen, Mono- und Disacchariden) und zusätzlichem Fett (pflanzlichen Ölen mit hohem Anteil an mehrfach ungesättigten Fettsäuren) empfiehlt sich im allgemeinen zur adäquaten Energieversorgung.

- Die Sicherstellung einer positiven Stickstoffbilanz für ein ausreichendes körperliches Wachstum erfordert ein differenziertes Vorgehen. Empfohlen wird heute trotz des erhöhten Bedarfs eine frühzeitige Einschränkung der Proteinzufuhr unter Verwendung biologisch hochwertiger laktovegetabiler Eiweißgemische (z. B. 35 % Eiprotein, 65 % Kartoffelprotein):
  - Serumkreatinin unter 3 mg: täglich 0,6 bis 0,8 g/kg Körpergewicht
  - Serumkreatinin 3 bis 6 mg: täglich 0,5 bis 0,6 g/kg Körpergewicht
  - Serumkreatinin über 6 mg: täglich 0,35 bis 0,45 g/kg Körpergewicht
- Die entstehenden Defizite und Ungleichgewichte im Mineralstoff- und Elektrolythaushalt müssen unter häufiger Kontrolle medikamentös ausgeglichen werden.
- Die nutritive Vitaminversorgung ist normalerweise auf Dauer unzureichend. Typische Störungen betreffen neben Vitamin D vor allem die wasserlöslichen Vitamine, die supplementiert werden sollten.
- Krankheitsbedingt ist die spontane Nahrungsaufnahme, insbesondere bei fortgeschrittener Erkrankung, häufig zu niedrig. Individuelle Vorlie-

Niereninsuffizienz

44

ben und Angewohnheiten sollten weitestmöglich berücksichtigt werden. Die zusätzliche Verwendung bilanzierter Flüssignahrungen kann sinnvoll sein. Bei unzureichender Nahrungsaufnahme von Säuglingen und Kleinkindern ist die Ernährung über eine nasogastrale Sonde indiziert.

- Ernährung bei Hämodialyse: Energieminimum mindestens 80% der allgemeinen Empfehlungen – Protein zirka 10 bis 12% der Gesamtenergiezufuhr oder täglich 1 bis 1,2 g/kg Körpergewicht – Ergänzung mit Ketoanaloga essentieller Aminosäuren bei Proteinmangel oder Notwendigkeit einer Proteineinschränkung – Kochsalz- und Flüssigkeitszufuhr am Gewichtsanstieg orientieren – Kaliumaufnahme beschränken – Histidinzusatz und Carnitinsupplementierung

- Ernährung bei Peritonealdialyse: Proteinbedarf für Säuglinge täglich 2,5 bis 3,5 g/kg Körpergewicht, Kinder täglich 1,5 g/kg Körpergewicht, Zusätze für Proteinverluste im Dialysat – Energiezulagen häufig erforderlich – ansonsten freizügigere Ernährung/Flüssigkeitszufuhr als bei der Hämodialyse

45 Nierensteine (Nephrolithiasis)

- Calciumoxalatsteine (selten Calciumphosphat-, Harnsäure- oder Cystinsteine)
- „Infektsteine" (Magnesium-Ammonium-Phosphat)

Definition

Bildung von makroskopisch sichtbaren Konkrementen (Steinen) in den Hohlräumen der Nieren und ihre Folgen

Ursachen und Entstehung

Erhöhter Kristalloidgehalt im Urin, speziell Hyperoxalurie und/oder Hyperkalzurie – anatomische Anomalien – Behinderungen des Urinflusses – pH-Wert des Urins – Keimbesiedlung – Verteilungsmuster im Kindesalter: zirka 85% Infektsteine

Krankheitsbild

Unterschiedlich je nach Größe und Lage der Steine – kleinere Steine: teilweise heftige Koliken – größere Steine: überwiegend Druckgefühl in der Lendengegend – Hämaturie – Harnabflußstörungen – teilweise Übelkeit/Erbrechen und Störungen in der Darmtätigkeit – Harnwegsinfekte (ursächlich und in der Folge!)

Nierensteine

45

Diätetische Behandlung

Prinzip

Nach Möglichkeit „Ausspülen" der Konkremente, Berücksichtigung der Ursachen der Steinbildung und Prophylaxe

Maßnahmen

- Bei ausreichendem Harnabfluß grundsätzlich immer reichliche Flüssigkeitszufuhr – auch während der Nacht
- Calciumoxalatsteine: je nach Ursache Einschränkung der calciumreichen und/oder Verzicht auf oxalsäurereiche Nahrungsmittel – zusätzliche Citratzufuhr (Zitrusfrüchte) bei Hyperkalzämie, magnesiumreiche Nahrungsmittel bei Hyperoxalurie
- Zusätzlich verschiedene medikamentöse Therapiemaßnahmen zur Beeinflussung der Urinzusammensetzung, Antibiotikatherapie bei Infektsteinen

46 Nursing-Bottle-Syndrom (NBS)

Definition

Frühe kariöse Milchzahnerkrankungen und -zerstörungen und ihre Folgesymptome

Ursachen und Entstehung

Langzeitbenetzung der Milchzähne mit zuckrigen, kohlenhydrathaltigen und/oder säurehaltigen Getränken und Trinknahrungen:

- Häufiges oder ständiges Trinken aus der Saugflasche über das erste Lebensjahr hinaus oder
- Gewohnheitsmäßiges Saugen an mit zuckerhaltigen Substanzen bestrichenen Nuckeln

Krankheitsbild

Kariöse Schädigung der Milchzähne bis zu Vereiterungen in den Kieferknochen – Einschränkung der Kaufunktionen mit entsprechenden Eßproblemen und Appetitlosigkeit – gegebenenfalls Reduzierung des Allgemeinbefindens durch Infizierung mit Bakterien oder Hefen – Fixierung auf süße (hochkalorische) Getränke – Spätfolgen im dentalen Bereich: Zahn- und Kieferfehlstellungen, Schädigung der bleibenden Zahnkeime und des Kieferknochens

Nursing-Bottle-Syndrom

46

Diätetische Behandlung

Prinzip

Ausschließlich *Prophylaxe* zur Vermeidung der Schädigungen an den Milchzähnen

Maßnahmen

- Grundsätzlich keine kleinen Plastikflaschen verwenden, die das Kind selbst halten kann und an denen es nach Belieben nuckeln kann
- Sobald wie möglich an Becher oder Tasse als Trinkgefäß gewöhnen
- Zum Durstlöschen in der Hauptsache ungezuckerte Flüssigkeiten verwenden. Werden zucker-, kohlenhydrat- oder säurehaltige Getränke (gezuckerter Tee, Obst- und Gemüsesäfte, Milchnahrung) in Saugflaschen verabreicht, immer unter Aufsicht trinken lassen. Während der Nacht keine zucker- oder säurehaltigen Getränke

47 Obstipation (Verstopfung)

Definition

Symptomenkomplex mit verminderter Stuhlfrequenz bei erhöhter Stuhlkonsistenz

Ursachen und Entstehung

Ernährungsfehler – Änderungen im gewohnten Tagesablauf – Schmerzen bei der Defäkation – Analfissuren – Störungen in der Darmmotilität – Hypokaliämie – funktionelle Störungen* oder psychogene Ursachen – seltener anatomische Anomalien oder mechanische Ursachen (Polypen, Stenosen, Tumoren u. a.)

Krankheitsbild

Seltene Entleerung von stark eingedicktem Stuhl verbunden mit Defäkationsschmerzen – Druckgefühl und Blähungen bis zu Bauchschmerzen – bei chronischer Obstipation (länger als 6 Monate und/oder rezidivierend) häufig aufgetriebenes Abdomen – infolge chronischer Obstipation Überdehnung des Enddarms mit Störungen der Entleerungsfunktion, auch unwillkürlicher Stuhlabgang

Obstipation

47

---

* Funktionelle Störungen des Dickdarms mit einem Wechsel von festen und dünnflüssigen Stühlen (teilweise verbunden mit Beeinträchtigungen im übrigen Gastrointestinaltrakt) werden als irritables Kolon bezeichnet, wobei bestimmte Nahrungsmittelunverträglichkeiten zusätzlich eine Rolle spielen können. Betroffen sind vor allem psychisch und vegetativ labile Kinder.

Diätetische Behandlung

Prinzip

Normalisierung von Stuhlkonsistenz und Darmtonus

Maßnahmen

- Initial perianale Läsionen behandeln, je nach Schweregrad der Störung und Alter des Kindes zu Beginn leichte Laxanzien oder Klysmen verwenden
- Immer Ernährungs- und Lebensgewohnheiten erfragen und, falls erforderlich, entsprechende Änderungen anstreben
- Milchnahrung nur in der angegebenen Konzentration und Konsistenz zubereiten. Insgesamt auf eine adäquate Flüssigkeitsaufnahme achten. Ernährung des Säuglings und Kleinkindes mit reichlich Obst und Gemüse, beim Säugling püriert oder als Saft, altersabhängig dann gekochte Breie aus Vollkornerzeugnissen ergänzen. Ergänzung der Nahrung mit Bifidum-Milch-Präparaten oder Lactose (cave: Lactoseintoleranz!), versuchsweise auch Malzextrakt oder Honig, zuletzt Lactulose
- Beim älteren Kind ballaststoffreiche Kost mit viel Obst (außer Bananen, Blaubeeren), Gemüse, Vollkornprodukten, Fruchtsäften, Sauermilchprodukten. Alle stopfenden Nahrungsmittel gezielt meiden (Kakao, Schokolade, weichgekochten Reis, Weißbrot, Kuchen, Gebäck). Verwendung

von Kleie, eingeweichten Trockenpflaumen, Milchzucker, zuletzt Lactulose. Versuchsweise morgens nüchtern Wasser oder Fruchtsaft trinken

☞ Vor Einführung der ballaststoffreichen Ernährung sollte zunächst der Darm vollständig entleert werden.

☞ Liegen psychogene Ursachen vor, wird der Erfolg von Ernährungsmaßnahmen wesentlich hierdurch bestimmt.

Obstipation

47

48 Oxalazidurie (Primäre Hyperoxalurie, Oxalose)

- Typ I: gleichzeitig vermehrte Glycolsäureausscheidung
- Typ II: gleichzeitig vermehrte L-Glycerinsäureausscheidung

Definition

Vermehrte Bildung und Ausscheidung von Oxalsäure

Ursachen und Entstehung

- Typ I: Fehlen der peroxisomalen Alaninglyoxylat-Aminotransferase
- Typ II: Defekt der D-Glycerat-Dehydrogenase

Krankheitsbild

Ablagerung von Calciumoxalatkristallen in allen Körpergeweben, bevorzugt in Nieren und Muskulatur (auch Herz) – Nephrolithiasis und Nierenparenchymverkalkung – Übergang in Niereninsuffizienz – siehe auch unter „Niereninsuffizienz" und „Nierensteine" – Typ II kaum extrarenale Symptome – Typ I leichterer Verlauf unter hohen Dosen Vitamin B_6

Diätetische Behandlung

Prinzip

Beeinflussung der Oxalatsteinbildung

Maßnahmen

- Reichliche Flüssigkeitszufuhr – auch während der Nacht
- Beeinflussung der Oxalatsteinbildung durch Magnesium, Citrat, Ortho- und Diphosphate. In der Ernährung auf magnesiumreiche Nahrungsmittel und Zitrusfrüchte achten
- Beim Typ I Verabreichung von Vitamin B_6. Die erforderliche Dosis wird unterschiedlich bewertet (einige mg bis 1000 mg pro Tag), die Wirkung zeigt sich erst nach einigen Monaten.
- Ein Versuch mit Vitamin B_6 ist auch dann generell sinnvoll, wenn der Krankheitstyp nicht eindeutig bekannt ist.
- Zu den Maßnahmen bei Niereninsuffizienz siehe dort.

Oxalazidurie

48

49 Phenylketonurie (PKU, Hyper-phenylalaninämie)

Definition

Erhöhter Gehalt an Phenylalanin im Serum sowie Ausscheidung großer Mengen Phenylpyruvat im Urin:

- Restaktivität der Phenylalanin-Hydroxylase unter 1% = klassische Phenylketonurie: Phenylalaninkonzentration im Blut bei normaler Eiweißzufuhr über 20 mg%
- Restaktivität 1 bis 3% = leichte (persistierende) Phenylketonurie: Phenylalaninkonzentration im Blut 10 bis 20 mg%
- Restaktivität über 3 bis 10%: Phenylalaninkonzentration im Blut 2 bis 10 mg%
- Sonderform sogenannte Maligne Phenylketonurie: Cofaktormangel der Phenylalaninhydroxylase (Tetrahydrobiopterin = BH4) bei mäßig erhöhter Phenylalaninkonzentration

Ursachen und Entstehung

Enzymdefekt mit verminderter oder nahezu fehlender Aktivität der Phenylalanin-Hydroxylase – autosomal-rezessive Vererbung – Häufigkeit in Deutschland 1:7 000 bis 1:10 000 Neugeborene

Krankheitsbild

Bei Nichtbehandlung der klassischen Phenylketonurie vom vierten bis sechsten Lebensmonat an hochgradige zerebrale Schäden und geistige Retardierung bis zum Schwachsinn, Pigmentarmut, Ekzeme und Krampfanfälligkeit – bei frühzeitiger Diättherapie mit adäquater Aminosäurenzufuhr kaum zerebrale Schäden und normale Entwicklung – Nebenwirkungen einer nicht optimal angepaßten Gesamternährung: Wachstumsverzögerungen

Diätetische Behandlung

Prinzip

An die Serum- und Urinwerte angepaßte altersgerechte Reduktion des Phenylalanins in der Nahrung (Richtwert im Blut: 2 bis 4 mg%)

Maßnahmen

- Ersteinstellung immer *stationär*!
- Senken des Phenylalaninspiegels auf den Richtwert durch eine phenylalaninfreie Ernährung auf der Basis entsprechender Aminosäurengemische
- Weitere Ernährung im Säuglingsalter: Berechnung der tolerierbaren Phenylalaninmenge und Zufuhr von natürlichem Eiweiß in Höhe der erlaubten Phenylalaninmenge, Deckung des übrigen Eiweißbedarfs durch phenylalaninfreie Eiweißersatzpräparate. Auf angemessene Energie- und Flüssigkeitszufuhr achten, Kohlenhydrate und Fette in altersgemäßer Menge und Zusammensetzung geben
- Ernährung des Kleinkindes und Schulkindes: Prinzip wie beim Säugling, jedoch so weit wie möglich auf vielseitige und altersgemäße Kostzusammenstellung achten, unter Zuhilfenahme entsprechender Austauschtabellen für die Ernäh-

Phenylketonurie

49

rung bei Phenylketonurie. Das ältere Kind mit in die Planung und Durchführung der Mahlzeiten einbeziehen und Kinder zur Selbständigkeit anleiten

- Der wenig angenehme Geschmack der Aminosäurengemische und Proteinhydrolysate wird von den Kindern unterschiedlich toleriert. Ein Vermischen mit Himbeersirup, Apfelmus oder ähnlichem kann hilfreich sein. Keine Süßmittel oder Zubereitungen mit dem Süßstoff Aspartam verwenden (phenylalaninhaltig)
- Die notwendige beziehungsweise sinnvolle Dauer der diätetischen Therapie ist heute umstritten. Die früher angesetzte Grenze der strengen Diätführung bis etwa zum 12. bis 16. Lebensjahr je nach Blutwerten wird heute dahingehend ausgedehnt, daß auch danach, eventuell sogar lebenslang, möglichst eine eiweißreduzierte Kost verabreicht werden sollte.
- Für ausführliche Anleitungen und Hinweise sei auf Spezialliteratur und einschlägige Broschüren verwiesen.

 Die Störung des Tetrahydrobiopterinstoffwechsels (sogenannte Maligne Phenylketonurie) muß primär medikamentös behandelt werden.

50 Postgastroenteritis-Syndrom

Definition

Chronische oder intermittierende Durchfälle im Anschluß an eine akute Enteritis

Ursachen und Entstehung

Mikrobielle und/oder antibiotikabedingte Mukosaschädigung mit sekundären (erworbenen) Intoleranzerscheinungen auf Nahrungsproteine, Gluten und/oder Disaccharide – mikrobielle Fehlbesiedlung des Dünndarms - Störungen lokaler Abwehrmechanismen

Krankheitsbild

Häufige dünn-breiige Stühle, teilweise schleimig, grünlich und stinkend – vereinzelt Blutspuren – normalerweise keine Gedeihstörungen – Vorkommen im Anschluß an eine akute Enteritis nach Übergang auf die Normalkost

Diätetische Behandlung

Prinzip

Berücksichtigung der durch die geschädigte Darmmukosa bedingten Unverträglichkeiten

Maßnahmen

- Vermeiden gluten- und lactosehaltiger Nahrungs-mittel, Vermeiden von Kuhmilch- und Sojapro-tein (für zirka 6 bis 8 Wochen)
- Junge Säuglinge mit Muttermilch versorgen oder hypoallergene Nahrung verwenden beziehungs-weise kombinieren
- Die individuelle Empfindlichkeit gegenüber den einzelnen Nahrungsbestandteilen beim Kleinkind und älteren Kind austesten, um die notwendigen Einschränkungen in der Ernährung möglichst ge-ring zu halten
- Bei Verwendung eines Lactasepräparates werden Milch und Milchprodukte normalerweise pro-blemlos vertragen
- Die zusätzliche Behandlung des Durchfalls mit Colestyramin kann zweckmäßig sein, ebenso die medikamentöse Therapie einer nachgewiesenen schweren Dysbiose.

51 Propionazidämie (früher: Ketotische Hyperglyzinämie)

Definition

Stark erhöhte Propionsäurekonzentration in Serum und Urin

Ursachen und Entstehung

Isolierter Defekt der Propionyl-CoA-Carboxylase

Krankheitsbild

Unverträglichkeit der Präkursoraminosäuren des Propionyl-CoA (Valin, Isoleucin, Methionin, Threonin) – schwere ketoazidotische Krisen mit Erbrechen und Bewußtseinsstörungen bereits in der Neugeborenenphase und im Laufe des ersten Lebensjahres, insbesondere bei Infektionen oder hoher Eiweißzufuhr – auch Entwicklungsverzögerungen ohne faßbare ketoazidotische Krisen – sekundärer Carnitinmangel – langfristig Osteoporose

---

Diätetische Behandlung

Prinzip

Berücksichtigung des Emzymdefektes bei der Proteinzufuhr

Maßnahmen

- Eiweißreduzierte Ernährung oder strenge Eiweißreduktion bei gleichzeitiger Verwendung von Aminosäurengemischen, in denen die Propionatvorstufen nicht enthalten sind (bei Infekten oder in katabolen Stoffwechsellagen trotz eiweißmodifizierter Ernährung ketoazidotische Krisen möglich!)
- Supplementierung mit L-Carnitin (täglich über 100 mg/kg Körpergewicht) bewirkt einen Ausgleich der Carnitinverminderung und einen Anstieg des freien CoA.

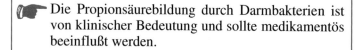 Die Propionsäurebildung durch Darmbakterien ist von klinischer Bedeutung und sollte medikamentös beeinflußt werden.

52 Psoriasis (Psoriasis vulgaris, Schuppenflechte)

Psoriasis

52

Definition

Chronische oder chronisch-rezidivierende, mit Entzündungsprozessen einhergehende, schuppende Hauterkrankung

Ursachen und Entstehung

Nicht eindeutig geklärt – wahrscheinlich multifaktorielle Genese – epidermale Stoffwechselstörung mit gesteigerter Zellproliferation und entzündlichen Prozessen bis zu erythrodermalen, mesenchymalen und exsudativen Formen – familiär gehäuft vorkommend – Erstmanifestation und Auslösung der häufig wiederkehrenden Schübe durch Klimafaktoren, mechanische, thermische oder chemische Irritationen, mikrobielle und andere Infektionen, Stoffwechselstörungen, hormonelle Veränderungen, Einnahme bestimmter Medikamente, Verzehr bestimmter (zusatzstoffhaltiger?) Nahrungsmittel, psychische Faktoren

Krankheitsbild

Scharf begrenzte, stark schuppende, juckende Hautveränderungen unterschiedlicher Ausprägung – typische Nagelveränderungen – teilweise hochgradige entzündliche Gelenkbeschwerden vom peripheren (Fuß- und Handgelenke, große Gelenke) oder zentralen Typ (Spondylitis u. a.) – Lokalisation der Erkrankung: Haut 99%, Kopfhaut 86%, Nägel 62%, Arthritis psoriatica 30% – Differentialdiagnosen bei Kindern: Neurodermitis, Ekzeme, Mykosen

Diätetische Behandlung

Prinzip

Möglichkeiten der Ernährungstherapie sind begrenzt und richten sich unter anderem nach den vermuteten (nachgewiesenen) Auslösern

Maßnahmen

- Eine allgemein gültige spezielle Diätform zur Behandlung oder Beeinflussung der Psoriasis gibt es derzeit nicht! Einseitige Ernährungsweisen sollten unbedingt vermieden werden.
- Wirksam ist in einem Teil der Fälle der gezielte Einsatz von Fischölen (Omega-3-Fettsäuren).
- Bei Vorliegen einer Candida-albicans-Infektion führen Pilzbehandlung und gleichzeitige kohlenhydratmodifizierte Ernährung (keine Mono- und Dissaccharide) bei einem Teil der Patienten zu einer deutlichen Besserung.
- Bei begründetem Verdacht oder nachgewiesener Nahrungsmittelallergie oder -intoleranz entsprechende Ernährungsmaßnahmen.

53 Refsum-Krankheit (Heredopathia atactica polyneuritiformis)

Definition

Abbaustörung der verzweigtkettigen Fettsäure Phytansäure und Speicherung in verschiedenen Körperzellen

Ursachen und Entstehung

Defekt der Phytansäure-Alpha-Hydroxylase – autosomal-rezessive Vererbung – infantile Refsum-Krankheit: sämtliche peroximalen Funktionen beeinträchtigt

Krankheitsbild

Zerebellare Symptomatik – Gelenk- und Muskelschmerzen – Retinitis pigmentosa – ichthyosiforme Hautveränderungen – unter entsprechender Diät leichter Verlauf – infantile Form: schwere Hirn- und Leberstörungen, schwere psychomotorische Retardierung, frühzeitiger Tod

Diätetische Behandlung

Prinzip

Vermeiden oder Einschränken der Phytansäure- und eventuell auch der Chlorophyllzufuhr mit der Nahrung

Refsum-Krankheit

53

Maßnahmen

- Erhebliche Einschränkung solcher Nahrungsmittel, die Phytansäure in größeren Mengen enthalten (alle fettreichen Molkereiprodukte, Rind- und Kalbfleisch und deren Produkte), nur pflanzliche Fette verwenden (hier auch Unterschiede, daher Analysen anfordern!)
- Die Notwendigkeit der Einschränkung chlorophyllreicher Nahrungsmittel (grüner Gemüsesorten und Salate) wird heute unterschiedlich beurteilt, eine gewisse Zurückhaltung ist jedoch zu empfehlen (Chlorophyll liefert Phytol, eine Vorstufe der Phytansäure).
- Eine ständige adäquate Energiezufuhr ist notwendig, um den körpereigenen Fettabbau zu vermeiden (und damit die Freisetzung von Phytansäure). Keine Fastenkuren oder strenge Reduktionsdiäten!
- Bei Bedarf Verwendung von fettarmen Formeldiäten und Nährstoffkonzentraten
- Die durch die fettarme und unausgewogene Kost bedingte Minderversorgung mit bestimmten essentiellen Nährstoffen muß medikamentös oder über Spezialnahrung ausgeglichen werden (Calcium, fettlösliche Vitamine, eventuell Eiweiß, essentielle Fettsäuren).

54 Saccharose-Isomaltose-Malabsorption (Saccharase-Isomaltase-Mangel)

Definition

Durch fehlende Enzymaktivität hervorgerufene Störungen im Saccharose- und Isomaltoseabbau

Ursachen

Mangel an Saccharase und Isomaltase in der Dünndarmschleimhaut – autosomal-rezessive Vererbung

Krankheitsbild

Schwere chronische Diarrhöen unter saccharosehaltiger Nahrung – Stärke in kleineren Mengen wird toleriert.

Diätetische Behandlung

Prinzip

Vermeiden der auslösenden Noxen

Maßnahmen

- Ersatz der Saccharose durch Glucose, Lactose und/oder Fructose und Vermeiden größerer Mengen Maltodextrin und Stärke in der Nahrung
- Jüngere Säuglinge: stillen oder saccharosefreie Säuglingsmilchnahrung, gegebenenfalls auch saccharosefreie Heilnahrung geben

---

Saccharose-Isomaltose-Malabsorption

54

- Kleinkinder und ältere Kinder: alle zuckerhaltigen Speisen, Stärkeprodukte, Getreideerzeugnisse und Maltodextrin möglichst einschränken. Eine Geschmacksprägung auf Süßes unbedingt vermeiden, sparsam sein mit den erlaubten Zuckern und mit Süßstoffen
- B-Vitamine gegebenenfalls substituieren (getreidearme Ernährung!)

55 Tyrosinämie

- Typ I: hereditäre Hypertyrosinämie, Tyrosinose, hereditäres hepatorenales Syndrom
- Typ II: Tyrosintransaminase-Defekt, Richner-Hanhart-Syndrom

Definition

Erhöhung der Tyrosinkonzentration vor allem im Blut

Ursachen und Entstehung

Autosomal-rezessiv vererbte Störung im Tyrosinabbau
- Typ I: Defekt der Fumarylacetoacetase
- Typ II: Defekt der hepatischen Tyrosinaminotransferase

Krankheitsbild

- Typ I: Entwicklung hochgradiger Leber- und Nierenstörungen, Tyrosinwerte nicht so hoch wie bei Typ II, Methioninerhöhung im Plasma, frühzeitiger Tod
- Typ II: Korneadystrophie, Konjunktivitis, Keratose und schmerzhafte Infiltrationen in Finger- und Zehenkuppen, sehr hohe Tyrosinspiegel im Blut und Ausscheidung großer Mengen phenolischer Säuren im Urin, Besserung der Symptomatik unter phenylalanin- und tyrosinarmer Diät

Diätetische Behandlung

Prinzip

Einschränkung in der Zufuhr derjenigen Aminosäuren, die im Körper nicht abgebaut werden

Maßnahmen

- Eiweißarme, kohlenhydrat- und fettreiche Ernährung
- Verwendung von phenylalanin- und tyrosinfreien Aminosäurengemischen
- Ernährung entspricht der Ernährung bei Phenylketonurie (siehe auch dort)

56 Valin-Leucin-Urie (Ahornsirup-krankheit, Leuzinose)

Definition

Erhöhte Konzentration von Valin, Leucin und Isoleucin und ihren Ketosäuren in Serum und Geweben sowie Ausscheidung großer Mengen mit dem Urin

Ursachen und Entstehung

Angeborener Defekt im Abbau dieser verzweigtkettigen Aminosäuren (Mangel an Alpha-Ketosäuren-Dehydrogenase)

Krankheitsbild

Typischer maggiartiger Uringeruch – in erster Linie Störungen des Zentralnervensytems – Ausmaß des Krankheitsbildes abhängig vom Krankheitstyp (Grad des Enzymmangels):

- Typ I (klassische Ahornsirupkrankheit) mit unter 2% Enzymaktivität: Auftreten der Symptome 3 bis 6 Tage nach der Geburt mit Trinkschwierigkeiten, zunehmendem Reflexverlust, steigender Krampfanfälligkeit und Atemstörungen – unbehandelt Tod nach einigen Lebenswochen
- Typ II (leichte Erkrankungsform) mit 2 bis 8% Enzymaktivität: deutlich abgeschwächte Symptomatik gegenüber Typ I – teilweise leichte geistige Retardierung – erhöhte Infektanfälligkeit – Auslösen der schweren Symptome durch hohe Proteinzufuhr oder Streß
- Typ III (intermittierende Form, zum Teil thiaminabhängig) mit über 8% Enzymaktivität: erhöhte Anfälligkeit für

Valin-Leucin-Urie

56

die akuten neurologischen Symptome unter starker Streß-
einwirkung (Krankheiten, Operationen, körperlichen oder
psychischen Belastungen) – sonst klinisch unauffällig

Diätetische Behandlung

Prinzip/Maßnahmen

Sie richten sich nach der Variante bzw. dem Typ der
Erkrankung:

- Typ I: sofortige Beendigung der normalen Proteinzufuhr. Verabreichung einer an verzweigtkettigen Aminosäuren armen (genau festgelegten
  Menge), kohlenhydrat- und fettreichen Kost
  unter Verwendung von Aminosäurengemischen,
  die frei von Leucin, Isoleucin und Valin sind.
  Teilweise zunächst parenterale Ernährung erforderlich!

- Typ II: Verabreichung einer proteinreduzierten
  Kost eventuell unter Verwendung der speziellen
  Aminosäurengemische beim Säugling und Kind –
  Muttermilch wird im allgemeinen gut vertragen –
  keine Kuhmilch – Anreicherung der Nahrung mit
  Kohlenhydratkonzentraten

- Typ III: Spezielle Ernährungsmaßnahmen im
  Normalfall nicht erforderlich, eine nur mäßige
  Proteinzufuhr ist jedoch generell anzustreben –
  unter starkem Streß vorübergehend strenge Pro-
  teinreduktion

- Die thiaminabhängige Variante bleibt unter einer
  täglichen Supplementierung mit 10 mg Thiamin
  symptomlos.

57 Zöliakie (Gluteninduzierte Enteropathie*)

Definition

Durch Gluten hervorgerufenes Malabsorptionssyndrom

Ursachen und Entstehung

Nicht eindeutig geklärt – wahrscheinlich immunologische Vorgänge – genetischer Defekt wird diskutiert – eventuell familiär gehäuftes Vorkommen – Atrophie der Dünndarmzotten mit Verminderung der Resorptionsfläche und der Resorptionskapazität durch die Glutenfraktion Gliadin

Krankheitsbild

Typische pathologische Veränderungen vor allem im oberen Dünndarm – erste klinische Symptome vom Zeitpunkt der Einführung getreidehaltiger Produkte in die Ernährung abhängig (Beikost) – unterschiedliche Verlaufsformen: klassischer Verlauf mit Symptombeginn bald nach Einführung des Glutens in die Nahrung oder Late-onset-Form mit entsprechenden Schleimhautläsionen erst nach zwei oder mehr Jahren – Symptomatik: zunächst intermittierende, im weiteren Verlauf dann chronische Durchfälle, heller, schaumiger und übelriechender Stuhl, zunehmende Gedeihstörungen bis zur Dystrophie, aufgeblähtes Abdomen, übellauniges und verdrießliches Wesen – selten (bei zirka 10%) keine Durch-

---

*Eine Glutenüberempfindlichkeit besteht auch bei der Dermatitis herpetiformis und der Stomatitis aphthosa, die beide mit Darmzottenveränderungen einhergehen können.

fälle, teilweise sogar Obstipation mit erweitertem Kolon – in seltenen Fällen Zöliakiekrise mit sehr starken Durchfällen, Dehydratation, Elektrolytverschiebungen und metabolischer Azidose möglich – rechtzeitige diätetische Behandlung führt zu Beschwerdefreiheit – Differentialdiagnose: Kuhmilchproteinintoleranz, tritt gelegentlich auch gleichzeitig auf!

Diätetische Behandlung

Prinzip

Ausschalten der verursachenden Noxe Gluten

Maßnahmen

- Grundsätzlich vollständiges Vermeiden aller Nahrungsmittel, die Protein aus Weizen, Roggen, Gerste oder Hafer enthalten. Erlaubt sind Reis, Kartoffeln und Mais.
- Fertigprodukte jeglicher Art dürfen nur verwendet werden, wenn sie eindeutig glutenfrei sind. Vorsicht auch mit versteckten Mehlanteilen in Süßigkeiten, Schokolade, Kaugummi und andere. Nahrungsmittel mit unsicherer Zusammensetzung grundsätzlich meiden!
- Je nach Zustand des Patienten zu Beginn der Behandlung gezielter Ausgleich des Energie-, Protein- und Vitamindefizits, gegebenenfalls auch parenteral
- In den ersten sechs Wochen auf lactosereiche Nahrungsmittel verzichten

- Ernährung des Säuglings und Kleinkindes: alle Säuglingsmilchen sind glutenfrei. Industriell hergestellte Beikost ist gekennzeichnet und kann entsprechend ausgewählt werden. Bei der Selbstherstellung von Mahlzeiten zum Andicken Reis-, Mais- oder Kartoffelstärke verwenden

- Ernährung des älteren Kindes und Jugendlichen: altersangepaßte Ernährung mit normalem Fleisch-, Milch-, Obst- und Gemüseanteil und unter Verwendung glutenfreier Fertigprodukte, Fertigmehlmischungen und Bindemittel (siehe Produkthinweise)

- Die glutenfreie Ernährung sollte ein Leben lang praktiziert werden, da es häufig nach erneuter Glutenexposition zu Rezidiven kommt, die jedoch lange stumm bleiben und somit spät erkannt werden.

58 Zystinose (Cystinspeicherkrankheit)

Definition

Cystinspeicherung insbesondere in den Lysosomen

Ursachen und Entstehung

Wahrscheinlich Cystintransportdefekt der Lysosomenmembran - autosomal-rezessive Vererbung

Krankheitsbild

Erhöhte Ablagerung von Cystin in Kornea, Konjunktiva, Granulozyten, Knochenmark, lymphatischem Gewebe und im retikuloendothelialen System verschiedener Organe (Nieren!) – Ausmaß der Störungen in Abhängigkeit vom Krankheitsgrad:

- Infantile-nephropathische Form: frühzeitig schwerer proximaler Tubulusschaden (Fanconi-Syndrom) – ab dem zweiten Lebenshalbjahr Polydipsie, Polyurie, Dehydratation, Anorexie und Minderwuchs – Elektrolytungleichgewicht – Übergang in dialysepflichtige Niereninsuffizienz – Retinopathie – geistig normale Entwicklung
- Adoleszente-intermediäre Form: Deutlich leichtere Symptomatik – glomeruläre Niereninsuffizienz erst später und langsame Progression – Wachstum normal oder mäßig beeinträchtigt
- Adulte-benigne Form: Keine Nierenfunktionsstörungen und keine Retinopathie

Diätetische Behandlung

Prinzip

Symptomatische Behandlung unter Berücksichtigung der jeweiligen Störungen

Maßnahmen

- Auf ausreichende Flüssigkeitszufuhr achten
- Verabreichung einer altersgemäßen normalen Kost mit ausgewogenem Nährstoffgehalt
- In Abhängigkeit vom Grad der Niereninsuffizienz entsprechende Ernährungsmaßnahmen
- Elektrolyt- und Vitamin-D-Substitution medikamentös, ebenso die Beeinflussung der Cystinspeicherung

Zystinose

58

59 Zystinurie

Definition

Erhöhte Ausscheidung von Cystin, Lysin, Arginin und Ornithin im Urin

Ursachen und Entstehung

Defekt im Transport der Aminosäuren in Dünndarmschleimhaut und Nierentubulus – drei genetisch unterschiedliche Formen

Krankheitsbild

In erster Linie Bildung von Cystinnierensteinen – Erstmanifestation der Nephrolithiasis in allen Lebensaltern – in der Folge Nierenkoliken, Hämaturie und häufige Infektionen der ableitenden Harnwege

Diätetische Behandlung

Prinzip

Symptomatische Beeinflussung der Cystinausscheidung

Maßnahmen

- Zufuhr großer Flüssigkeitsmengen, gleichmäßig über Tag und Nacht verteilt. Erforderliche Höhe von der ausgeschiedenen Cystinmenge abhängig

- Bei einer Cystinausscheidung bis zu 750 mg pro 24 Stunden erfolgreiche Steinprophylaxe mit Vitamin C möglich (bis 5 g pro Tag)
- Sonstige Beeinflussung der Cystinlöslichkeit sowie Urinalkalisierung medikamentös

Zystinurie

59

Teil III

Produkthinweise
(Hersteller und Bezugsquellen)

1 Eiweißreduzierte und -modifizierte Produkte

1.1 Aminosäurengemische

Hersteller/Vertrieb	Produkt	Bezugsquelle
Milupa AG Bahnstr. 14–30 61381 Friedrichsdorf	Milupa PKU 1–3 (phenylalaninfreie AS-Mischungen mit Zusätzen), weitere spe- zielle AS-Mischungen	Apotheke, Klinik
SHS-Gesellschaft für klinische Ernährung mbH Postfach 3061 74020 Heilbronn	P-AM, P-AM 1–4 (phenylalaninfreie AS- Mischungen mit Zu- sätzen), weitere spezielle AS-Mischungen	Apotheke, Klinik

1.2 Speziell für Phenylketonurie geeignete Produkte (außer Aminosäurengemische)

Hersteller/Vertrieb	Produkt	Bezugsquelle
Aponti Vertriebs GmbH Prinzregentenstr. 155 81677 München 80	Aponti PKU Diät 40® und 80® (phenylalaninfreie Nähr- stoffkonzentrate auf Casein-Hydrolysat-Basis)	Apotheke
Milupa AG Bahnstr. 14–30 61381 Friedrichsdorf	Milupa lpd Eiweiß- armes Getränk, Milupa lpf Eiweißarmer Fertigbrei	Apotheke
SHS-Gesellschaft für klinische Ernährung mbH Postfach 3061 74020 Heilbronn	ANALOG® PKU (phenylalaninfreie Flaschennahrung)	Apotheke, Klinik

1.3 Eiweißreduzierte Produkte

Hersteller/Vertrieb	Produkt	Bezugsquelle
Clintec Salvia GmbH & Co. OHG Hertzstr. 10 69469 Weinheim	salvipeptid® nephro Trink- und Sonden- nahrung	Apotheke, Klinik
Fresenius AG Borkenberg 14 61440 Oberursel	Survimed® renal Trink- und Sonden- nahrung	Apotheke, Klinik
Hammermühle Diät GmbH Hauptstr. 181 67487 Maikammer	Eiweißarme Teigwaren, Mehlmischungen, Gebäck	Apotheke, Reformhaus, Klinik, Versand
SHS-Gesellschaft für klinische Ernährung mbH Postfach 3061 74020 Heilbronn	damin® eiweißarme Backmischung	Apotheke, Reformhaus, Klinik, Versand
Milupa AG Bahnstr. 14-30 61381 Friedrichsdorf	Milupa lpd Eiweiß- armes Getränk, Milupa lpf Eiweiß- armer Fertigbrei	Apotheke
Nephro-Medica GmbH Gießener Str. 115 35440 Linden	Sonana Ren-o-mil (Eiweiß- und phosphat- arme Trink- und Sondennahrung)	Apotheke
Poensgen Spezialbäckerei Dreiersgärten 28 52249 Eschweiler	Teigwaren, Brot, Brötchen, Fein- und Dauerbackwaren, Mehle	Versand
Sibylle Diät GmbH Hauptstr. 181 67489 Kirrweiler	eiweißarmes Waffelbrot, Nudeln	Reformhaus
Heinz Wiechert & Co Rathausstr. 12 20095 Hamburg	eiweißarmes Fertigmehl	Apotheke, Reformhaus, Klinik, Versand

1.4 Phosphatarme Produkte

Hersteller/Vertrieb	Produkt	Bezugsquelle
Nephro-Medica GmbH Gießener Str. 115 35440 Linden	Sonana Ren-o-mil (eiweiß- und phosphat- arme Trink- und Sondennahrung), Sonana Ren-o-prot (praktisch phosphat- freies Eiweißkonzentrat)	Apotheke

2 Elektrolytlösungen (orale)

Hersteller/Vertrieb	Produkt	Bezugsquelle
Fresenius AG Borkenberg 14 61440 Oberursel	Elotrans® (Pulver), Oralpädon® (Tabletten)	Apotheke, Klinik
Humana Milchwerke Westfalen eG Bielefelder Str. 66 32051 Herford	Humana Elekrolyt (Pulver), Humana Gluco-lyt (Lösung)	Apotheke, Klinik
Milupa AG Bahnstr. 14-30 61381 Friedrichsdorf	Milupa GES® 60 (Pulver)	Apotheke, Klinik

3 Glutenfreie Produkte

Hersteller/Vertrieb	Produkt	Bezugsquelle
Drei Pauly Reform + Diät GmbH 35085 Ebersdorfer Grund	Maisbrot und -gebäck, Nudeln, Maisgrieß, Fertigmehle (Kuchen, Brot)	Reformhaus
Hammermühle Diät GmbH Hauptstr. 181 67487 Maikammer	Brote (Frisch- u. Dauer-), Zwieback, Gebäck, Teigwaren, Müsli, Backrohstoffe	Versand, Direktverkauf, Reformhaus, Apotheke
SHS-Gesellschaft für klinische Ernährung mbH Postfach 3061 74020 Heilbronn	damin® (Mehlmischungen, Maisstärke)	Apotheke, Reformhaus
Poensgen Spezialbäckerei Dreiersgärten 28 52249 Eschweiler	Frischbrot, Mehlmischungen, Teigwaren, Gebäck	Versand
Riesal AG Kreuzmühle CH-6314 Unterägri	Halbares Brot, Teigwaren, Gebäck, Müsli, Mehlmischungen	Versand
Sibylle Diät GmbH Hauptstr. 181 67489 Kirrweiler	Haltbares Brot, Mehlmischungen, Teigwaren, Gebäck, Ei-Ersatz	Reformhaus
Heinz Wiechert & Co Rathausstr. 12 20095 Hamburg	Mehlmischungen, Müsli	Apotheke, Reformhaus, Versand

4 Hypoallergene Nahrungen

Hersteller/Vertrieb	Produkt	Bezugsquelle
Aponti Vertriebs-GmbH Prinzregentenstr. 155 81677 München	Aponti Erstnahrung®	Klinik
Hipp KG Postfach 1551 85265 Pfaffenhofen	Hipp H. A.	Apotheke, Klinik
Humana Milchwerke Westfalen eG Bielefelder Str. 66 32051 Herford	Humana Erstnahrung Humana HA	Klinik Apotheke, Drogerie, Klinik, Lebensmittel- handel
Mead Johnson Hermannstr. 54–56 63263 Neu-Isenburg	Nutramigen® Pregestimil®	Apotheke
Milupa AG Bahnstr. 14-30 61381 Friedrichsdorf	Aptamil hyp, Pregomin (semielementar)	Apotheke, Klinik
Nestlé Alete GmbH Prinzregentenstr. 155 81677 München	Alfaré® (semielementar) Aletemil H. A., Beba H. A.	Apotheke, Klinik Apotheke, Drogerie, Lebensmittel- handel, Klinik

5 Kohlenhydratmodifizierte Formeldiäten

Hersteller/Vertrieb	Produkt	Bezugsquelle
Clintec Salvia GmbH & Co. OHG Hertzstr. 10 69469 Weinheim	salvimulsin® Diabetes	Apotheke, Klinik
Fresenius AG Borkenberg 14 61440 Oberursel	Fresubin® diabetes	Apotheke, Klinik
Humana Milchwerke Westfalen eG Bielefelder Str. 66 32051 Herford	Sonana Diabetes	Apotheke, Klinik
Wander GmbH Dr.-Wander-Str. 11 67574 Osthofen	Nutrodip Diabetes	Apotheke, Klinik

6 Hochkalorische, fettreiche Formeldiäten

Hersteller/Vertrieb	Produkt	Bezugsquelle
Clintec Salvia GmbH & Co. OHG Hertzstr. 10 69469 Weinheim	modulen® lipid	Apotheke, Klinik
Fresenius AG Borkenberg 14 61440 Oberursel	Supportan®	Apotheke, Klinik

7 MCT-Fette

Hersteller/Vertrieb	Produkt	Bezugsquelle
Union Deutsche Lebensmittelwerke GmbH Dammtorwall 15 20355 Hamburg	ceres MCT Diät-Margarine® ceres MCT Diät- Speiseöl®	Versand

8 Sojamilchnahrungen und -breie (kuhmilchfrei)

Hersteller/Vertrieb	Produkt	Bezugsquelle
Humana Milchwerke Westfalen eG Bielefelder Str. 66 32051 Herford	Humana SL Spezial-Nahrung, Humana SL Spezial-Brei	Apotheke, Drogerie, Lebensmittel- handel, Klinik
Mead Johnson Hermannstr. 54–56 63263 Neu-Isenburg	ProSobee®	Apotheke
Milupa AG Bahnstr. 14-30 61381 Friedrichsdorf	Milupa SOM Spezial-Flaschen- nahrung, Milupa SOM Spezial-Fertigbrei	Apotheke, Drogerie, Reformhaus
	Milupa Pregomin® (semi-elementar)	Apotheke

Stand: Januar 1994

Hinweis:

Bei normalen Säuglingsmilchnahrungen, Muttermilchsupplementen, Heilnahrungen, sonstigen Produkten zur Nahrungsergänzung und Beikostformen für die verschiedenen Altersstufen sei auf die jeweils aktuelle Ausgabe der „Grünen Liste" verwiesen:

Grüne Liste 1992. Verzeichnis diätetischer und diätgeeigneter Lebens- mittel. Diätverband Bad Homburg (Hrsg).
Bestelladresse: Editio Cantor Verlag, Postfach 1255, 88326 Aulendorf

Weiterführende Literatur

Bücher

Böhles, H.: Ernährungsstörungen im Kindesalter. Pathophysiologie und Leitlinien der Flüssigkeits-, Elektrolyt- und Ernährungstherapie für Studium und Praxis. Wissenschaftliche Verlagsgesellschaft, Stuttgart 1991

Deutsche Gesellschaft für Ernährung: Empfehlungen für die Nährstoffzufuhr. Umschau Verlag, Frankfurt 1991

Heepe, F.: Diätetische Indikationen. Basisdaten für die interdisziplinäre Ernährungstherapie. Springer-Verlag, Berlin/Heidelberg/New York 1990

Hürter, P.: Diabetes bei Kindern und Jugendlichen. Springer- Verlag, Berlin/Heidelberg/New York 1992

Illing, S., K. J. Groneuer: Neurodermitis – Atopische Dermatitis. Grundlagen, Ernährung, Therapie. Hippokrates Verlag, Stuttgart 1991

Kasper, H.: Ernährungsmedizin und Diätetik. Urban und Schwarzenberg, München/Wien/Baltimore 1991

Koletzko, B., A. Okken, J. Rey, B. Salle, J. P. Van Biervliet (Hrsg.): Recent Advances in Infant Feeding. Symposium Leidschendam 1990. Georg Thieme Verlag, Stuttgart/New York 1992

Koletzko, B. (Hrsg.): Ernährung chronisch kranker Kinder und Jugendlicher. Springer-Verlag, Berlin/Heidelberg/New York 1993

Kluthe, R. et al: Diätbuch für Nierenkranke. Georg Thieme Verlag, Stuttgart 1993

Mehnert, H. (Hrsg.): Stoffwechselkrankheiten. Grundlagen – Diagnostik – Therapie. Georg Thieme Verlag, Stuttgart/New York 1990

Niessen, K.-H. (Hrsg.): Pädiatrie. Kurzlehrbuch. VCH Verlagsgesellschaft, Weinheim 1993

Palitzsch, D. (Hrsg.): Pädiatrie. Kinderheilkunde für Studenten und Ärzte. Ferdinand Enke Verlag, Stuttgart 1990

Reimann, H. J. (Hrsg.): Nahrungsmittelallergie. Dustri-Verlag Dr. Karl Feistle, München-Deisenhofen 1989. Neuauflage in Vorbereitung

Renner, B., G. Sawatzki (Hrsg.): New Perspectives in Infant Nutrition. Symposium Antwerp 1992. Georg Thieme Verlag, Stuttgart/New York 1993

Ring, J.: Angewandte Allergologie. MMV Medizin Verlag, München 1992

Schulte, F. J., J. Spranger (Hrsg.): Lehrbuch der Kinderheilkunde. Gustav-Fischer-Verlag, Stuttgart/Jena/New York 1993

Wachtel, U.: Ernährung von gesunden Säuglingen und Kleinkindern. Georg Thieme Verlag, Stuttgart/New York 1990

Beiträge in Fachzeitschriften

Ballauff, A.: Flüssigkeitshaushalt. Ern.-Umschau **38,** 391 (1991)

Ballauff, A., S. Koletzko: Enterale Ernährungstherapie bei Kindern. Ern.-Umschau **41,** 16 (1994)

Bergmann, R. L. u. K. E. Bergmann: Muttermilch und Stillen. Ern.-Umschau **38,** 135 (1991)

Chahda, Ch. et al: Anleitungen zur alternativen Säuglingsernährung im Vergleich mit den wissenschaftlichen Empfehlungen. Ern.-Umschau **40,** Sonderheft S59 (1993)

Deutsche Gesellschaft für Kinderheilkunde, Ernährungskommission: Zur Zubereitung von Säuglingsnahrung mit Mineralwasser. Sozialpädiatrie **13,** 722 (1991)

Deutsche Gesellschaft für Kinderheilkunde, Ernährungskommission: Vitamin-K-Prophylaxe bei Neugeborenen. Der Kinderarzt **23,** 2093 (1992)

Döring, M.: Erfahrungen einer Diätassistentin bei der Betreuung von Allergie-Patienten. Ern.-Umschau **39,** Sonderheft S61 (1992)

Egger, J.: Das aktuelle Interview: Das hyperkinetische Syndrom. Ern.-Umschau **38,** B5 (1991)

Erbersdobler, H. F.: Fast Food in der Ernährung von Kindern und Jugendlichen. Ern.-Umschau **38,** 347 (1991)

Fabian-Bach, C.: Ernährungstherapie bei Kindern mit chronischer Niereninsuffizienz. Ern.-Umschau **38,** 52 (1991)

Grüttner, R.: Alternative Ernährung im Wachstumsalter. Ern.-Umschau **38,** 448 (1991)

Kalker, U. et al: Kohlenhydratstoffwechselparameter bei adipösen Kindern und Jugendlichen. Ern.-Umschau **38,** 240 (1991)

Kersting, M. et al: Ernährungsprävention der koronaren Herzkrankheit schon bei Kindern? Ern.-Umschau **40,** 112 (1993)

Kersting, M. et al: Optimierte Mischkost als Präventionsernährung für Kinder und Jugendliche. Teil 1: Lebensmittelauswahl. Ern.-Umschau **40,** 164 (1993)

Kersting, M. et al: Optimierte Mischkost als Präventionsernährung für Kinder und Jugendliche. Teil 2: Nährstoffzufuhr. Ern.-Umschau **40,** 204 (1993)

Kohnhorst, M.-L.: Diättherapie bei Fettstoffwechselstörungen. Ern.-Umschau **39,** 495 (1992)

Kunz, C.: Proteinbedarf im 1. Lebensjahr. Ern.-Umschau **38,** 280 (1991)

Mascharz, A.: Ernährungsempfehlungen bei hyperkinetischem Syndrom. Ern.-Umschau **38,** Sonderheft S618 (1991)

Niggemann, B.: Spezielle Allergieprobleme bei der Ernährung des Kindes. Ern.-Umschau **39,** Sonderheft S58 (1992)

Schöch, G. et al: Beikost-Empfehlungen für eine ausgewogene Ernährung im 2. Lebenshalbjahr. Ern.-Umschau **38,** 316 (1991)

Schweitzer, S.: Aktuelle Möglichkeiten der Erkennung und Behandlung der Phenylketonurie (PKU). Ern.-Umschau **39,** Sonderheft S78 (1992)

Stark, S., M. Kersting: Vollwertkost in der Ernährung von Kleinkindern. Ern.-Umschau **38,** B49 (1991)

Themenheft: Diabetes mellitus. Annales Nestlé **49,** Nr. 2 (1991)

Themenheft: Zystische Fibrose. Annales Nestlé **49,** Nr. 1 (1991)

Wüthrich, B.: Nahrungsmittelallergien. Ern.-Umschau **39,** Sonderheft S50 (1992)

Lebensmitteltabellen

Allgemeine Nährwerttabellen

Deutsche Forschungsanstalt für Lebensmittelchemie (Hrsg.): Der kleine „Souci-Fachmann-Kraut". Lebensmitteltabelle für die Praxis. Wissenschaftliche Verlagsgesellschaft mbH, Stuttgart 1991

Elmadfa, I. et al: Die große GU Nährwert-Tabelle. Gräfe u. Unzer, München 1993

Elmadfa, I. et al: Die große GU Vitamin- und Mineralstoff-Tabelle. Gräfe u. Unzer, München 1992

Spezialtabellen

Arbeitskreis „Pädiatrische Diätetik" (Hrsg.): Nährwerttabelle für die Ernährung bei angeborenen Störungen des Aminosäurenstoffwechsels. Düsseldorf/Köln 1992. Bezug über: A. Stolla, Universitäts-Kinderklinik, Lindwurmstr. 4, 80337 München

Böhles, H.: Ernährungsstörungen im Kindesalter. Wissenschaftliche Verlagsgesellschaft, Stuttgart 1991

Borelli, S. et al: Nahrungsmittelallergien. So ernähren Sie sich richtig! Falken-Verlag, Niedernhausen 1988/1989

Deutsche Gesellschaft für Ernährung (Hrsg.): Ernährungsbericht 1992. Kapitel „Lebensmittelallergien und -intoleranzreaktionen", S. 223–250. Frankfurt 1992. Druck und Vertrieb: Druckerei Heinrich, Frankfurt/Main

Oberritter, H.: Die aktuelle Ballaststofftabelle. Falken-Verlag, Niedernhausen 1992

Wolfram, G.: Das moderne Konzept der Ernährung bei Gicht. Akt. Ernähr.-Med. **17,** 24 (1992)

Bücher und Broschüren für Eltern und Patienten

Betz, A.: Zöliakie – na und? Georg Thieme Verlag, Stuttgart 1991

Borelli, S. et al: Nahrungsmittelallergien. So ernähren Sie sich richtig! Falken-Verlag, Niedernhausen 1988/1989

Deutsche Gesellschaft für Ernährung (Hrsg.): Von Anfang an. Informationen und Tips zur Säuglings- und Kleinkinderernährung. Frankfurt 1992. Bezug: Deutsche Gesellschaft für Ernährung, Frankfurt/Main

Hürter, P. et al: Diabetes-Schulungsprogramm für Kinder. Deutscher Ärzte-Verlag, Köln 1989

Hürter, P., L. B. Travis: Einführungskurs für Typ-I-Diabetiker. Gerhards Verlag, Frankfurt 1990

Jorde, W. et al: Chronisch krank durch Nahrungsmittel? Dustri-Verlag Dr. Karl Feistle, München-Deisenhofen 1988

Kluthe, R., et al: Diätbuch für Nierenkranke. Georg Thieme Verlag, Stuttgart 1993

Milupa AG (Hrsg.): Die phenylalaninarme Diät mit PKU 1, PKU 2 und PKU 3 – Ein Ratgeber mit Informationen, Tips und Rezepten. Bezug über Fa. Milupa

Milupa AG (Hrsg.): Nahrungsmittelallergie. Ein praktischer Ratgeber mit Informationen, Tips und Rezepten. Bezug über Fa. Milupa

Weber, M. et al: Lebensmittelallergien. Erkennen und Behandeln durch gezielte Ernährung mit 100 Rezepten. Walter Hädecke Verlag, Weil der Stadt 1989

Stichwortverzeichnis

A

Abdominelle Beschwerden 53
Abetalipoproteinämie 37
Adipositas 38
Ahornsirup-Krankheit 165
Akrodermatitis enteropathica 42
Allergene 46f., 126
–, versteckte 128
Allergie 126, 133
Aminoazidurie 90
Aminosäuren
–, verzweigtkettige 166
–, Gemische 100, 106, 117, 156, 164, 166
Anämie 123
Anorexia nervosa 44
Appetitlosigkeit 109, 118
Arginin 172
Arzneimittel, Lactosegehalt 112
Aspartam 152
Atopische Disposition 46
Atrophie 64
Attention Deficit Disorder 93
Azetonämisches Erbrechen 49
Azidose, metabolische 72

B

Ballaststoffkonzentrate 98
Bassen-Kornzweig-Syndrom 37

Bauchschmerzen 59, 118, 127
Beikost 28, 128
Broad Beta Disease 96
Bulimia nervosa 51
Bulimie 51
B-Vitamine, Substitution 162

C

Calciumoxalatsteine 141
CF 123
Chlorophyllzufuhr 159
Cholesterin 97f.
Cholesterol s. Cholesterin
Colitis ulcerosa 53
Cori-Krankheit 86
Cystin 170, 172
Cystinnierensteine 172
Cystinspeicherkrankheit 170

D

Danbolt-Closs-Syndrom 42
Darmkatarrh 67
Dehydratation 67, 101
Dermatitis, atopische 132
Dermatitis herpetiformis 167
Diabetes mellitus 55
–, juveniler 55
Diabetiker, Formelnahrung 58

Diarrhö 70
Diät, eiweißarme 92
–, semielementare 124
Dreimonatskoliken 59
Durchfälle 67, 74, 82, 109, 114, 118, 123, 127
–, sprueähnliche 42
Durchfallerkrankung 67
Durst 56
Durstlöschen 41, 144
Dysbetalipoproteinämie 96
Dysfunktion, minimale zerebrale 93
Dyspepsie 61ff., 79
Dystrophie 63, 101

E

Eiweißgemische 139
Eiweißmangel-Dystrophie 63
Ekzem, atopisches 132
Elektrolytverluste 68
Energiezufuhr, Empfehlungen 17
Enteritis 67
– regionalis 118
Enterokolitis 67
Enteropathie, gluteninduzierte 167
Erbrechen 56, 61, 63, 67, 70, 74, 101, 105, 109, 114, 127
–, azetonämisches 49
–, habituelles 88
–, selbst induziertes 51
Erkrankungen, onkologische 109
Ernährung
–, allergenarme 47
–, alternative 28, 32
–, ballaststoffreiche 39
– bei Hämodialyse 140
– bei Peritonealdialyse 140
–, einseitige 158
–, eiweißarme 100, 164
–, eiweißreduzierte 156
–, fettarme 37
–, fettreiche 108, 164
–, glycinreduzierte 136
–, hypoallergene 94
–, kohlenhydratarme 108
–, kohlenhydratmodifizierte 104, 158
–, kohlenhydratreiche 164
–, kupferarme 122
–, lakto-ovo-vegetabile 28
–, makrobiotische 64
–, nach Feingold 93f.
–, nach Hafer 94
–, oligoantigene nach Egger 94 94
–, parenterale 54, 102, 110, 119
–, per Sonde 85, 110, 119
–, proteinbetonte 104
–, vegetarische 32, 64
Ernährungsgewohnheiten 39
Ernährungswissen 40
Erythrodermia desquamativa Leiner 70
Eß-Brechsucht 51
Exsikkose 68

F

Fasten 39, 160
Fast-Food-Produkte 30
Fertignahrung 128
Fertigprodukte 128, 168
Fettleibigkeit 38
Fettmalabsorption 37
Fettsäuren

-, mehrfach ungesättigte 98
-, Omega-3- 98, 120, 124, 134
-, Omega-6- 134
-, Zufuhr, Empfehlungen 18
Fettsucht 38, 85
Fischöle 120
Fistelbildung 118
Fleischaversion 110
Flüssigkeitsbedarf 13
Flüssigkeitsbilanzierung 138
Flüssigkeitsverluste 53, 68, 109
Flüssigkeitszufuhr 29, 40, 109, 142,
    146, 149, 171
-, Bilanzieren 131
-, Cystinausscheidung 172
-, Empfehlungen 18
Folgenahrung 27
Formeldiät
-, ballaststofffreie 54
-, fettreiche 110
-, lactosefreie 112
-, niedermolekulare 119
-, Oligopeptiddiät 119
-, semielementare 119
-, vollbilanzierte 110
Formelnahrungen für
    Diabetiker 58
Frischkornbreie 28
Fructaldolasemangel 74
Fructose 72ff., 83
Fructose-1,6-Diphosphatase-
    mangel 72
Fructoseintoleranz, hereditäre 74
Füllstoffe 57

G

Galactokinasemangel 77
Galactose 77, 79f., 82
Galaktosämie, klassische 79
Gastroenteritis 67
Gedeihstörungen 37, 42, 63, 74,
    114, 119, 123, 127, 137
Getränke, zuckerhaltige 32
Getreideprodukte
-, grobkörnig 65
-, ungegart 65
Gewichtsabnahme 56, 63, 101
Gewichtsverlust 44
Glucose 73, 82
Glucose-Elektrolyt-Lösung 62, 68,
    102
Glucose-Galactose-Malabsorption
    82
Gluten 167f.
Glycin 106, 135
Glykogenose
-, hepatorenale 84
-, Typ I 84
-, Typ III 86
Glykogenspeicherung 86

H

Hartnup-Syndrom 90
Heilnahrung 68, 71
Heißhunger 56
Hepatorenales Syndrom,
    hereditäres 163
Heredopathia atactica
    polyneuritiformis 159
Homozystinurie 91

Hydrolysatmilch 47, 124
Hypercholesterinämie 96
Hyperchylomikronämie 96
Hyperglykämie 56, 74
–, Typ Colle-Ulstrom 103
Hyperglyzinämie
–, ketotische 155
–, nichtketotische 135
Hyperkinetisches Syndrom 93
Hyperlipoproteinämie 85, 96
Hyperoxalurie, primäre 148
Hyperphenylalaninämie 150
Hyperprolinämie 100
Hypertriglyzeridämie 96
Hypertyrosinämie, hereditäre 163
Hyperurikämie 85
–, kongenitale 113
Hypoglykämie 72
–, Hyperinsulinismus-bedingte 103
–, ketotische 103
–, kindliche 103
–, leucin-induzierte 103
Hypokaliämie 51
Hypoproteinämie 123, 130

I

IDDM 55
Infektsteine 141
Intoleranz, unspezifische 127
Inulin 75, 83
Invertzucker 75
Isoleucin 165
Isovalerianazidämie 105
IV 105

J

Jugendliche 30

K

Ketoazidose 105, 116
–, diabetische 56
Kleinkind 14
Kochsalzreduktion 131
Kohlenhydrate, nieder-
  molekulare 98
Kohlenhydratzufuhr,
  Empfehlungen 20
Kolon, irritables 145
Kost
–, ballaststofffreie 115
–, ballaststoffreiche 146
–, eiweißarme 117
–, eiweißreduzierte 106
–, fettmodifizierte 124
–, flüssige 102
–, hochkalorische 102, 109
–, kohlenhydratreiche 85
Krankheitsbilder, atopische 46
Krebsdiäten 110
Krebserkrankungen 109
Kuhmilch 47
Kuhmilchintoleranz 59
Kupferspeicherkrankheit 121
Kupferstoffwechsel 121
Kwashiorkor 63

L

Lactase 111
Lactasemangelsyndrom 111
Lactasepräparate 112, 154
Lactose 78, 80, 82, 146
Lactoseintoleranz 54, 111, 120
Lactulose 146
Laktatazidose, kongenitale 107
Laxanzien 51, 146
Leiner-Krankheit 70
Lesch-Nyhan-Syndrom 113
Leucin 105, 165
Leukämien 109
Leuzinose 165
Lysin 172

M

Maisstärke, ungekochte 73
Makrobiotik 28
Maltodextrin 75, 161
MCT-Fette 37, 110, 120, 124
Medikamente, Lactosegehalt 81
Megacolon congenitum 114
Megakolon, idiopathischer 114
Mehlnährschaden 63
Methylmalonazidämie 116
Methylmalonazidurie 116
Methylmalonsäure 116
Milch 78, 80
Milchersatzprodukte 112
Milchnährschaden 63
Milchprodukte 78, 80
Milchsäure 107
Milchzucker 112
–, Unverträglichkeit 111

Mineralstoffzufuhr,
   Empfehlungen 22
Mineralwasser 26
Mischkost 30, 57
–, ballaststoffreiche 98
–, fettmodifizierte 98
–, fettreduzierte 98
–, kohlenhydratbetonte 94
Morbus Crohn 118
Morbus Hirschsprung 114
Morbus Wilson 121
Mukoviszidose 123
Muttermilch 25

N

Nährstoffkonzentrate 110
Nährstoffverluste 53, 109
Nahrung
–, Andicken 88
–, glutenhaltige 154
–, hypoallergene 71, 154
–, lactosehaltige 154
Nahrungsallergene 47, 93
Nahrungsmittel
–, Allergien 126, 133
–, Chlorophyll 160
–, glutenfreie 168f..
–, glutenhaltige 168
–, Intoleranz 158
–, laxierende 115
–, Phytansäure 160
Nahrungsverweigerung 63
NBS 143
Nephrolithiasis 141
Nephrotisches Syndrom 130
Neurodermitis 132
NIDDM 55

Niereninsuffizienz 171
–, chronische 137
Nierensteine 141
–, Prophylaxe mit Vitamin C 173
Nüchternhypoglykämie 84
Nulldiäten 39
Nursing-Bottle-Syndrom 143

O

Obstipation 114, 145
–, chronische 145
Omega-3-Fettsäuren 98, 120, 124,
    134
Omega-6-Fettsäuren 134
Ornithin 172
Oxalatsteinbildung 148f.
Oxalazidurie 148
Oxalose 148

P

Phenylalanin 150f.
–, Blutspiegel 151
–, tolerierbare Zufuhr 151
Phenylketonurie 150
–, maligne 150
Phosphate 93
Phytansäure 159
PKU 150
Postgastroenteritis-Syndrom 153
Prävention 133
Präventionsernährung 32
Prolin 100
Prophylaxe atopischer Disposition 46
– von Schäden an Milchzähnen 144
Propionazidämie 155

Propionsäure 155
Proteinurie 130
Proteinzufuhr, Empfehlungen 18
Psoriasis vulgaris 157
Pubertätsmagersucht 44
Pylorusstenose, hypertrophische 101
Pyridoxin 92

Q

Quellstoffe 57

R

Reaktionen
–, allergische 46
–, pseudoallergische 127
Reduktionsdiäten 39
Refsum-Krankheit 159
Rehydratation, parenterale 69
Richner-Hanhart-Syndrom 163
Rohkost 28

S

Saccharose 75, 82, 161
Saccharase-Isomaltase-Mangel 161
Säuglingsmilchnahrungen
–, Anfangsnahrung 26
–, Folgenahrung 27
–, Selbstherstellung 27
Säuglingsnahrung, industriell
    hergestellte 26
Schleimsuppen 68
Schock, hypoglykämischer 56

Schuppenflechte 157
Serotonin 93
Sojamilch 47
Sorbit 73ff.
Spurenelementezufuhr,
   Empfehlungen 22
Stärke 82
Steatorrhö 37, 120, 124
Stillen 25, 47, 124, 128, 133, 161
Stillverbot 78, 83
Stomatitis aphthosa 167
Stuhl
-, blutig-schleimig 53
-, dyspeptischer 61f..
Substitution
-, B-Vitamine 162
-, Calcium 112
-, Cholin 136
-, Elektrolyte 171
-, Folsäure 136
-, Methionin 136
-, Mineralstoffe 45
-, Nährstoffe 168
-, Niacin 90
-, Spurenelemente 45, 125
-, Vitamin D 171
-, Vitamine 45, 71, 125
-, Zink 42f..f
Supplementierung
-, Carnitin 92
-, L-Carnitin 156
-, Elektrolyte 139
-, Fett 139
-, Kohlenhydrate 138
-, Methionin 92
-, Mineralstoffe 66, 139
-, Nährstoffe 47, 52, 160
-, Spurenelemente 66
-, Thiamin 166

-, Vitamine 66, 92, 139
-, Vitamin C 76
Süßigkeiten 31, 40
Süßstoffe 32, 75

T

Triglyceride 97
Tumoren, maligne 109
Typ-I-Diabetes 55
Typ-II-Diabetes 55
Tyrosin 163
Tyrosinose 163
Tyrosintransaminase-Defekt 163

U

Übelkeit 67, 109
Unreife, physiologische 13f.
Unterernährung 66, 119
Unverträglichkeiten 133

V

Valin 165
Valin-Leucin-Urie 165
Vegetarismus 28
Verdauungsinsuffizienz 124
Verdauungsstörung, akute 61
Verstopfung 145
Vitamine
-, B_1 108
-, B_6 122, 149
-, B_{12} 116f.

–, C 173
–, Zufuhr, Empfehlungen 20
Vollwertkost 28, 32
von-Gierke-Krankheit 84

Z

Zahnpasta, Lactosegehalt 81
Zink 122
Zinkmalabsorption 42
Zöliakie 167
Zuckeraustauschstoffe 57

Zuckerkrankheit 55
Zufuhrempfehlungen 16ff..
–, Energie 17
–, Fettsäuren 18
–, Flüssigkeit 18, 29
–, Kohlenhydrate 20
–, Mineralstoffe 22
–, Protein 18
–, Spurenelemente 22
–, Vitamine 20
Zutatenliste 128
Zwiemilchernährung 26
Zystinose 170
Zystische Fibrose 123